JN223033

やさしいカラー図解

ぜんそく

正しい知識で症状をコントロールし、寛解を維持する

監修 福永 興壱
慶應義塾大学医学部
内科学（呼吸器）教授

専門医がくわしく図解

最新の病気知識と
正しい対処法

法研

はじめに

ぜんそくは、私たちの身近にある疾患のひとつであり、多くの方がその症状に悩まされています。患者さんご自身だけでなく、家族や周囲の方々にとっても、ぜんそくとの向き合い方は生活の質（QOL）に大きな影響を与えます。しかしながら、ぜんそくは正しい知識を持ち、適切な治療と日常生活の工夫を取り入れることで、症状をコントロールし、安心して生活を送ることが可能な病気です。

本書は、医療の専門家ではない方々にもわかりやすいように、ぜんそくについての基礎知識を丁寧な解説を心がけながら作成しました。ぜんそくの原因やメカニズムから、診断や検査方法、さらに最新の治療法に至るまで、重要なポイントを余すところなく紹介しています。また、ぜんそくの症状を軽減し、増悪《ぞうあく》（発作）を予防するための日常生活における注意点や工夫も、豊富なイラストや図解を通じて具体的にお伝えしています。これにより、患者さんやそのご家族が「知る」「理解する」「実践する」というステップを踏むことで、ぜんそくのコントロールを効果的に進められるよう支援できればと思っています。

ぜんそくは、その症状の程度や発症の背景が個々人で異なるため、治療や管理にも個別の対応が求められます。またこうした点が症状のコントロールを難しくすることもあります。このため、本書では「あなたに合った管理法」を見つけるための参考として役立つ内容を盛り込みました。医師とのコミュニケーションを円滑にするためのヒントや、薬物療法に関する基本的な知識も掲載しています。患者さんご自身が「自分の病気をよく知ること」によって、より主体的に治療に取り組めるようになることを目指しています。

また、ぜんそくを取り巻く環境の変化やストレス、季節の影響に対する対策も重要です。増悪を予防するための住環境、日々の生活における配慮、さらには心のケアに至るまで、実用的なアドバイスもふんだんに盛り込んでいます。本書を通じて、患者さんとその家族が「安心感」を得られ、前向きな気持ちで日々を送る手助けとなれば幸いです。

ぜんそくは、適切な治療と管理を続けることで、健康な方と同じように趣味や仕事、旅行などを楽しむことができる病気です。だからこそ、日々のケアが重要です。本書が、ぜんそくとの付き合い方を見直し、新たな一歩を踏み出すための道標《みちしるべ》となることを願っています。

最後に、本書を通じて多くの方々がぜんそくに関する正しい知識を深め、ぜんそくで悩まれている患者さんがより良い生活を実現できることを心からお祈り申し上げます。

2024年12月

福永 興壱

その症状、ぜんそくかもしれません！

「ぜんそくだ」とわからなければ治療は始められません。
ぜんそくが疑われる症状に気づくことが、改善への第一歩です。

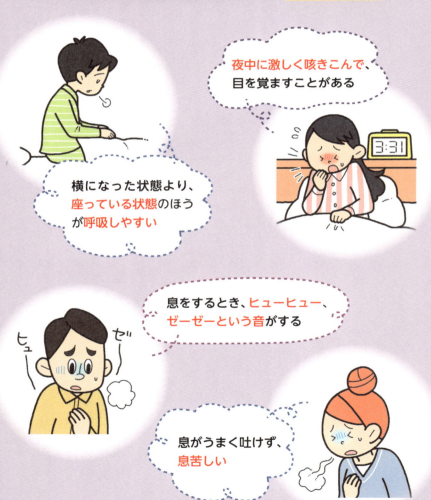

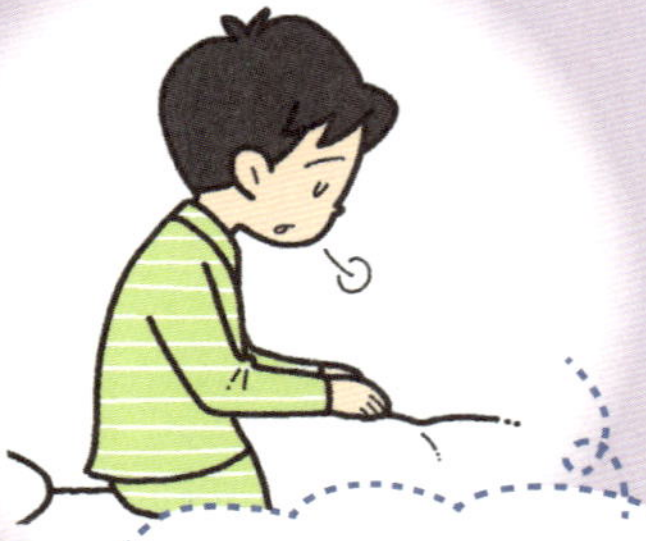

横になった状態より、
座っている状態のほう
が呼吸しやすい

夜中に激しく咳きこんで、
目を覚ますことがある

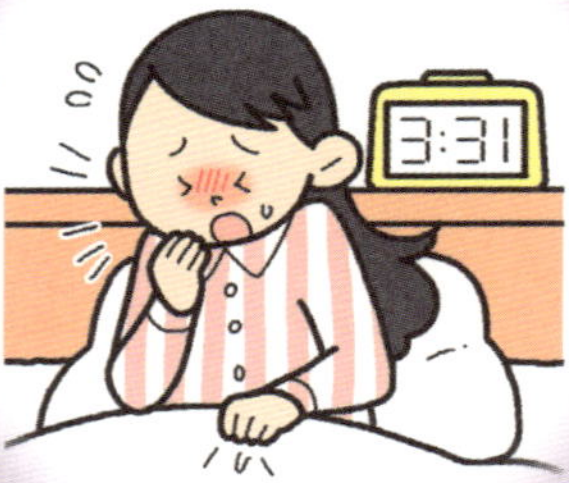

息をするとき、ヒューヒュー、
ゼーゼーという音がする

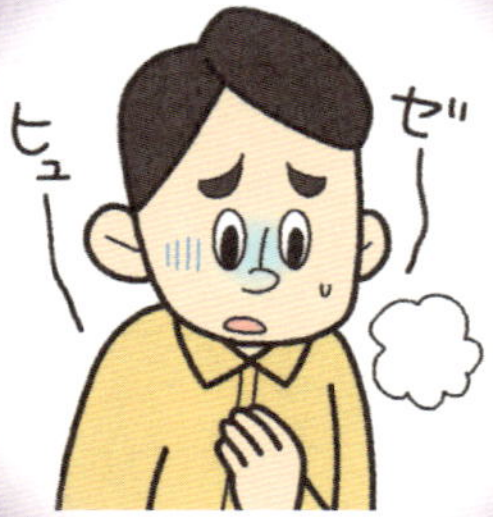

息がうまく吐けず、
息苦しい

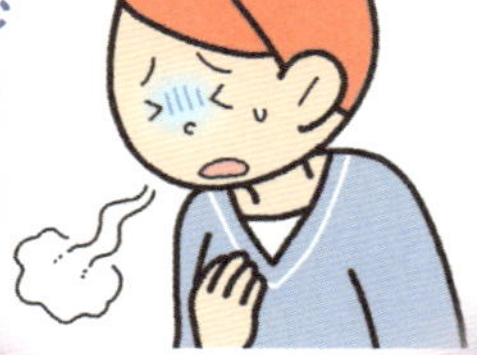

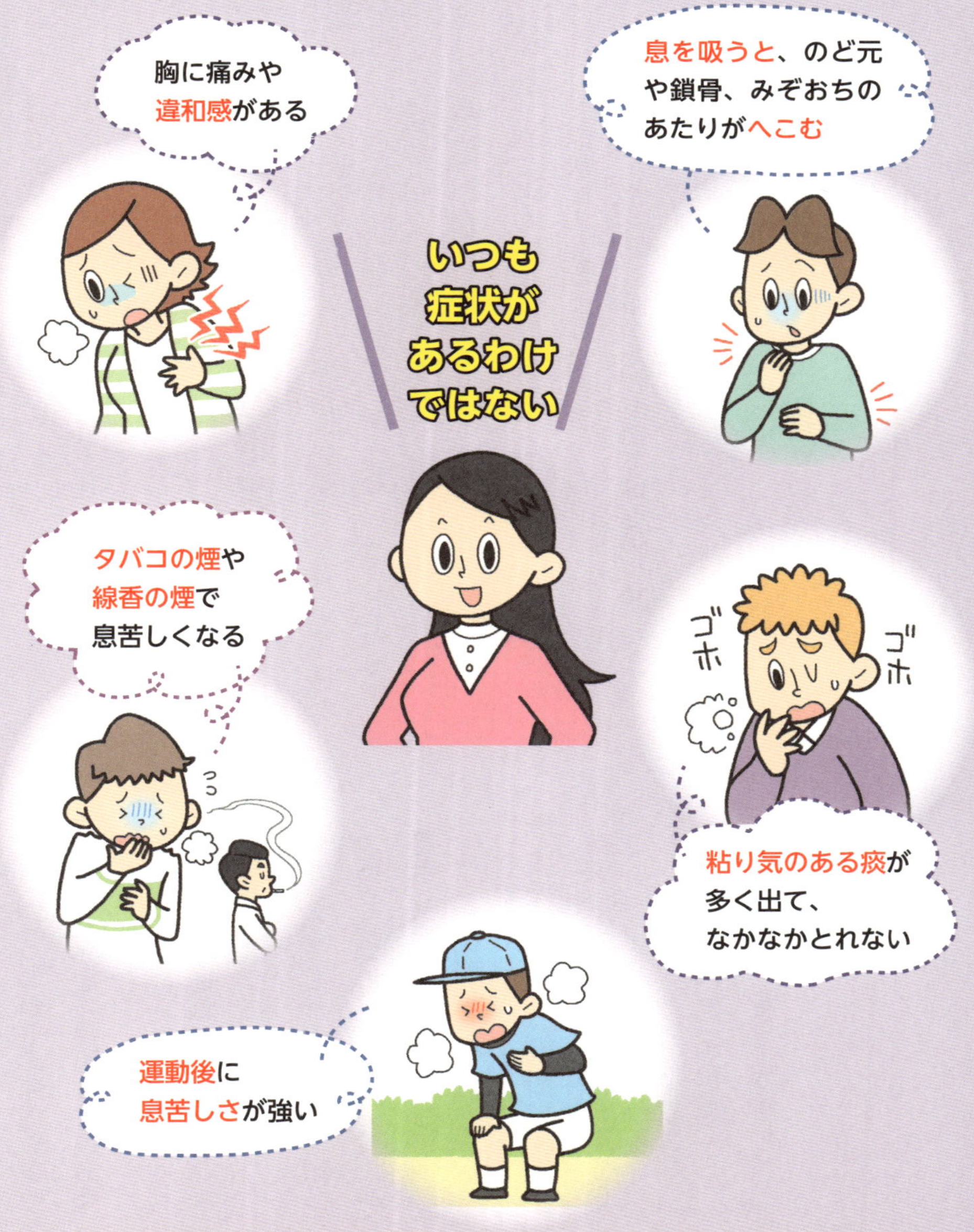
胸に痛みや
違和感がある
息を吸うと、のど元
や鎖骨、みぞおちの
あたりがへこむ
いつも
症状が
あるわけ
ではない
タバコの煙や
線香の煙で
息苦しくなる
ゴホ
ゴホ
粘り気のある痰が
多く出て、
なかなかとれない
運動後に
息苦しさが強い

ぜんそくか、ぜんそくでないかは、特定の検査を受ければすぐ判明する、というものではありません。あやしい症状に気づいたら、症状の現れ方をよく観察し、医療機関で相談しましょう。

第2章 ぜんそくの正体を知る 31

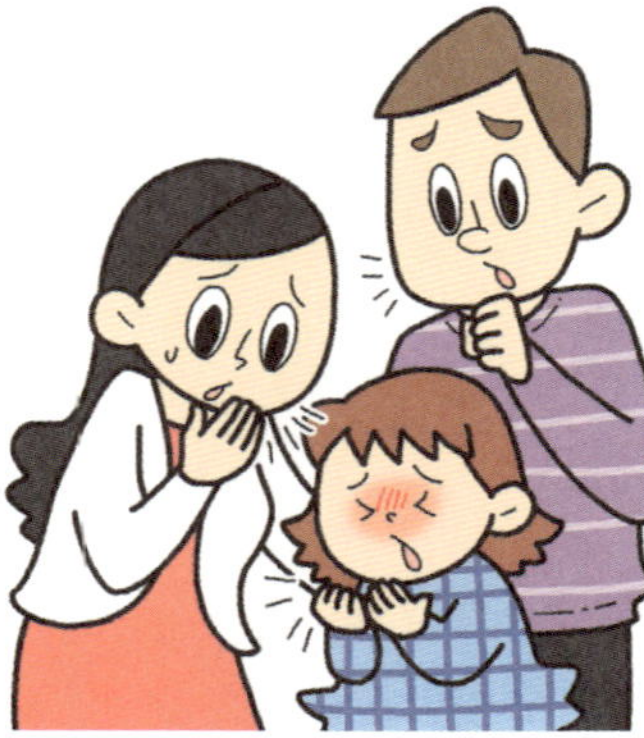

第3章 ぜんそく治療の進め方 65

【装丁・本文・図解デザイン】澤田かおり（トシキ・ファーブル）

【本文イラスト】夏福

【編集協力】オフィス201　柳井亜紀

第 1 章

ぜんそくの始まり方

ぜんそくは子どもの病気——そんなふうに思っていませんか？
たしかに子どもの発症は少なくありませんが、
中高年になってから初めてぜんそくになることもあります。
「そのうち治る」と思っていたありふれた症状が、
いつのまにか、ぜんそくへ移行しているおそれもあります。

症状はくり返し起こり、命にかかわることも

急に苦しい症状が現れる

息を吸ったり吐き出したりするときの空気の通り道を「気道」といいます。ぜんそくは気道に生じる慢性の病気のひとつで、さまざまな症状がくり返し起こります。

巻頭で示したように、ぜんそくの症状はいろいろな現れ方をしますが、代表的なものとして、喘鳴《ぜんめい》や息苦しさ、激しい咳があげられます。

息をするたびに胸の奥からヒューヒュー・ゼーゼーと鳴る音を喘鳴といいます。喘鳴は、気道になんらかのトラブルがあり、空気の通りが悪くなっているときにみられる症状です。空気の通りが悪くなると息苦しさを感じます。季節の変わり目や気温差などで胸苦しさを感じることもあります。

突然、激しく咳き込むのも、ぜんそくでよくみられる症状です。とくに夜中から明け方にかけて起こりやすいようなら、ぜんそくの疑いが出てきます。

症状はまったくないときも

ぜんそくの症状は、なにかのきっかけで、あるいはとくにきっかけがなくても急に強まるのが特徴です。ぜんそくの症状が急に出てくることを医学的には「急性増悪《ぞうあく》」、あるいは単に「増悪」*といいます。いわゆるぜんそくの発作です。増悪時にはどんなに苦しくても、いったんおさまればとたんに楽になり、ふだんと変わりなく活動できます。しかし、ぜんそくそのものが治ったわけではありません。増悪はくり返し起こり、くり返すうちに頻度が高くなり、日常生活への影響も大きくなっていきます。

本書では一般になじみのある「発作」という表現を用いますが、急性増悪と同じ意味です。

用語解説

増悪　症状の悪化の意。ぜんそくの急性増悪は「発作」といわれてきたが、突発的な現象ではなく、慢性的な症状が悪化した状態であることから呼び方が変化している（→P66）

ぜんそくの症状の特徴

ぜんそくではさまざまな症状がみられますが、現れ方には共通点があります。

きっかけがあることも、ないことも

ふだんより激しく体を動かしたなどがきっかけで発作が起こることもありますが、特別なことはなにもなくても発作は起こります。

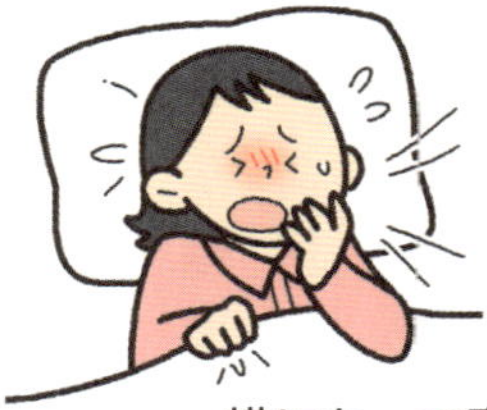

横になって寝ているときにも起こる

症状が急に強まるときがある

症状が急に強まり、ひどくなる状態を「ぜんそく発作」といいます。

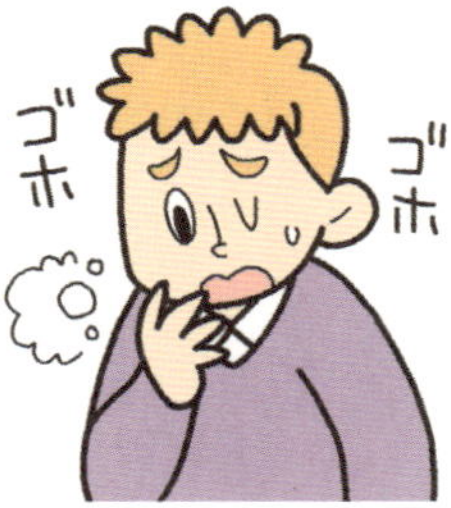

喘鳴、咳き込み、息苦しさなど

くり返し起こる

発作は一時的なものですが、くり返し起こります。

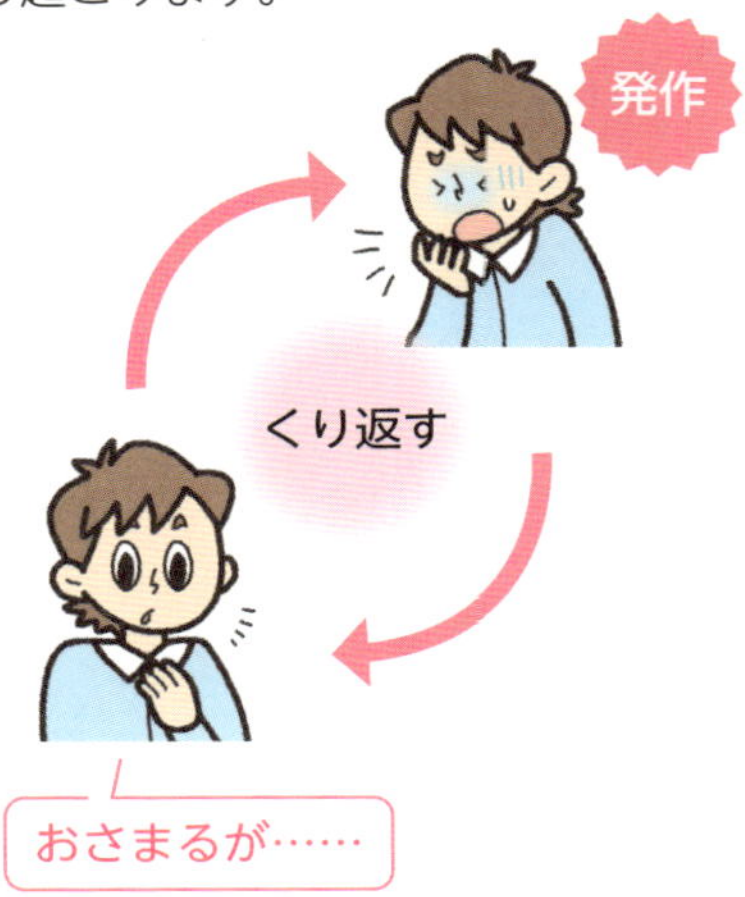

症状が出やすい時期、時間帯がある

季節の変わり目や、朝晩の冷え込みなどによる気温差が大きいとき、天候が不順なときなどに発作が起こりやすくなります。

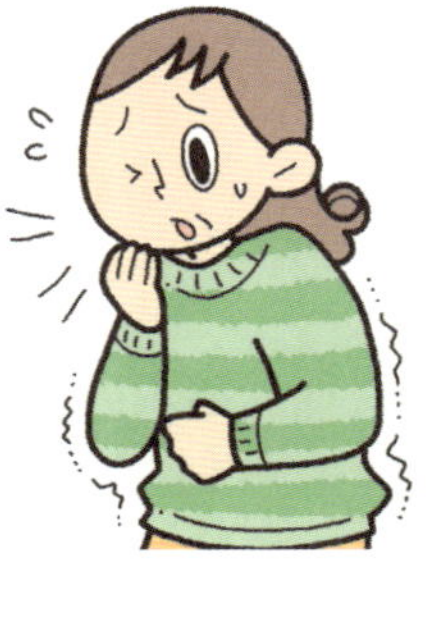

季節や天候の変化の影響もある

ぜんそく死は減ったがゼロではない

私たちが生きていくうえで絶対に欠かせないものであり、欠乏すれば短時間のうちに命が危うくなるもの。それは「空気」です。

食べものがのどにつまるなどして、まったく息ができない窒息の状態になると、私たちは数分で意識を失います。そのまま呼吸が回復しなければ心臓は停止、酸素が届かなくなった脳は障害され、すべての生命維持機能が働かなくなり死を迎えることになります。

なぜ、そのような話を持ち出すのかというと、ぜんそく発作は窒息を起こし、最悪の場合、死をもたらす危険があるからです。

ぜんそくによって命を落とすことを「ぜんそく死」といいます。厚生労働省の統計によると、日本のぜんそく死は1990年代前半までは年間6000人前後の状態が続きました。それが1997年以降は徐々に減り始め、2022年には1004人にまで減っています。

じつは、ぜんそくの患者数自体は増加の一途をたどっています（➡P18）。その一方で、ぜんそくで命を落とす人が減った背景には、治療方針の変化があります。簡単にいえば、「ぜんそく発作を抑える治療」から、「ぜんそく発作を防ぐ治療」へと、治療の基本がシフトしたのがちょうどその時期であり、その変化が功を奏したのだといえます。

とはいえ、いまだ年間1000人以上の人がぜんそくで命を落としている現状を見過ごすことはできません。子どものぜんそく死はゼロに近づいていますが、気がかりなのは高齢の患者さんです。近年は、ぜんそく死の90%以上を65歳以上の高齢者が占めています。なかでも年齢が高めな85～94歳の人の多さが目立ちます。ぜんそくは、年をとるほど命にかかわるリスクが高まる危険な病気であると、改めて認識しておく必要があります。

ぜんそく死の実態

ぜんそくで命を落とす人は年々減っています。しかし、高齢の患者さんに限っていえば、死につながるリスクは決して小さくありません。

ぜんそく死総数の変化

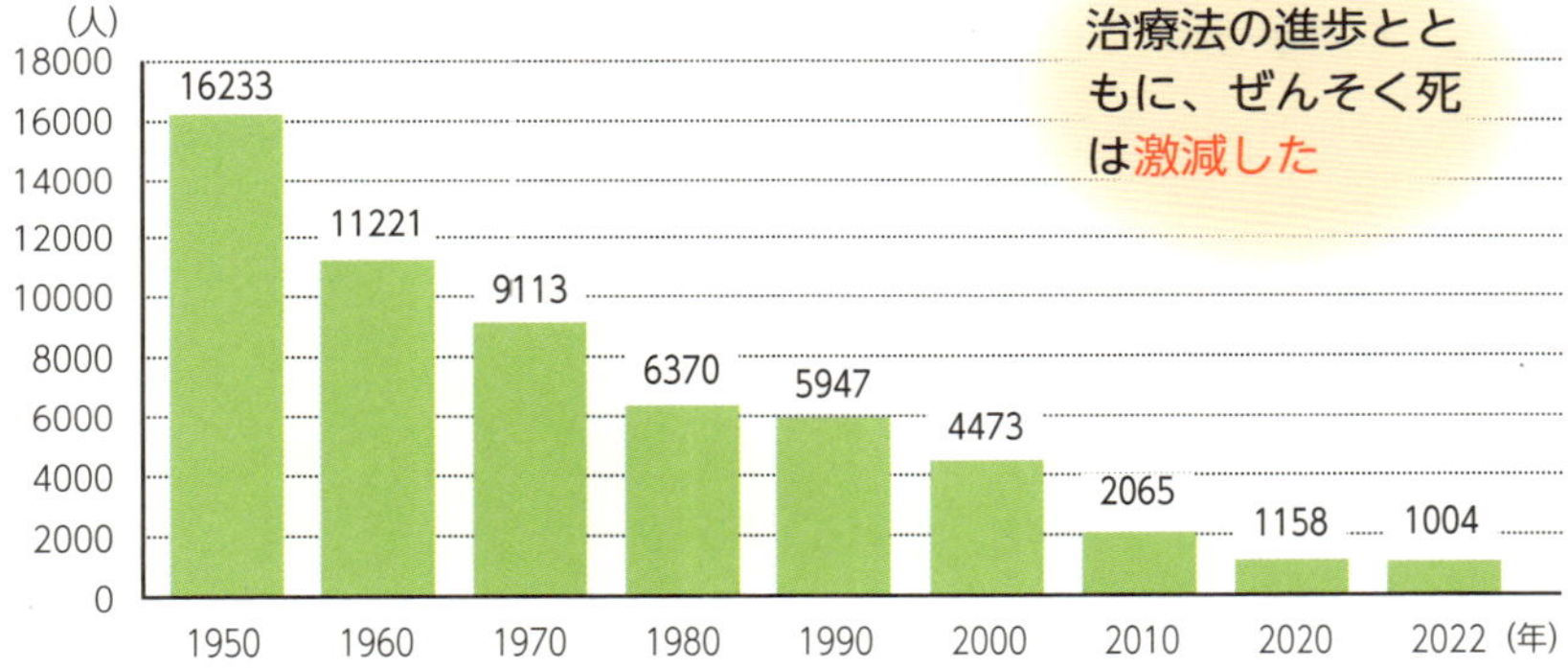

年齢階級別死亡数(2022年)

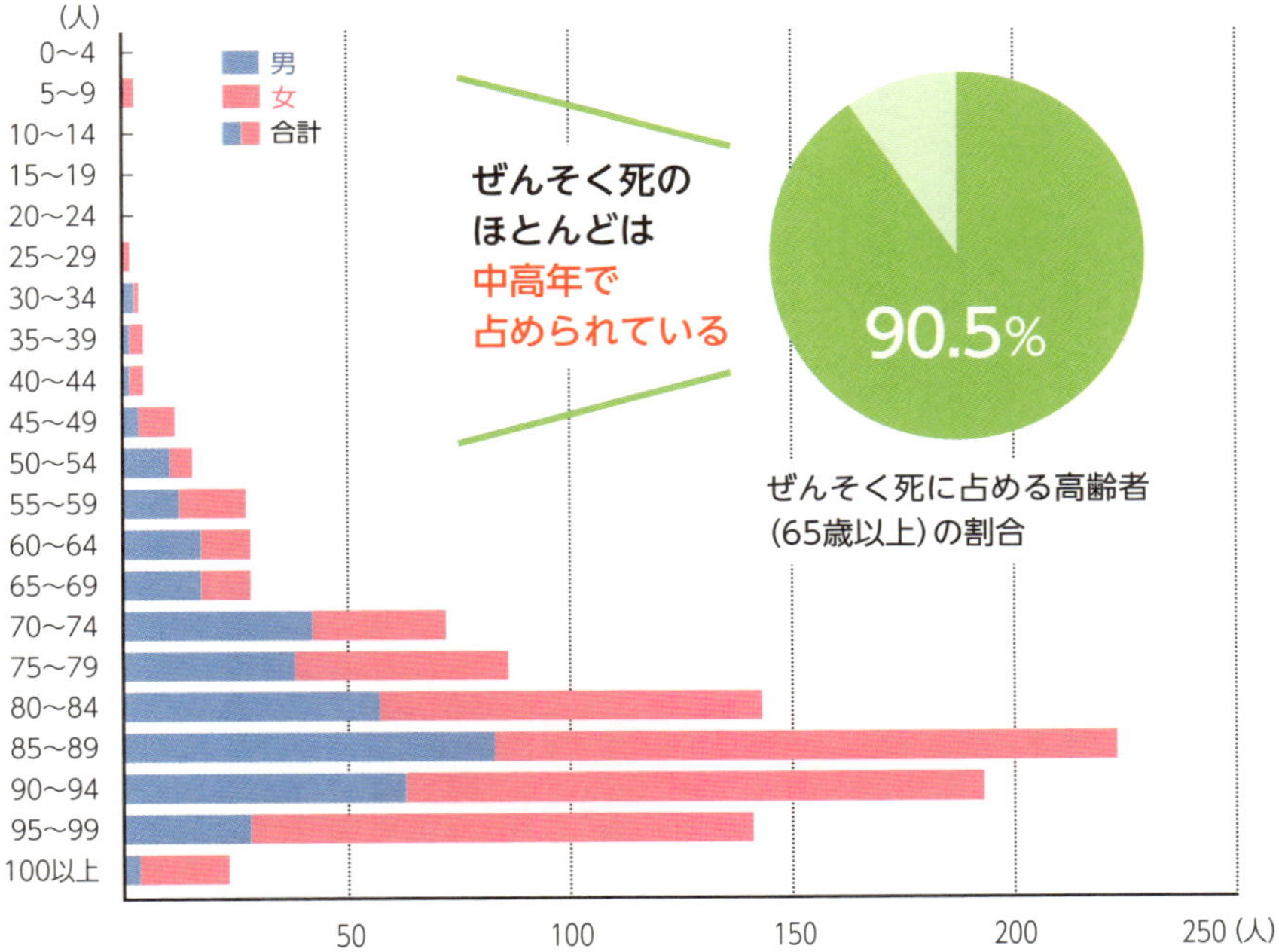

厚生労働省「人口動態統計」

増えているぜんそく。中高年での発症も多い

患者数は増加傾向

ぜんそくは、比較的患者数の多い病気のひとつです。治療を受けている人は2020年現在で180万人近くと報告されていますが、未治療の人、治療を中断している人を含めた潜在的なぜんそく患者はさらに多いと考えられます。

近年ぜんそくの患者数は増える傾向がみられます。半世紀ほどの間に、有病率は激増しています。「有病率」というのは、対象者のうち特定の病気と診断された人の割合を示す数値です。

過去の文献によれば、ぜんそくの有病率は1960年代には子どもも大人も1％程度だったとされます。ところが、その後どんどん増え続け、2000年代初頭には子どもでは10％以上、大人でも6～10％と推定されるに至っています。

つまり、今の日本国内で潜在的なぜんそく患者はおよそ10人に1人、1000万人にのぼる可能性があるのです。

大人になってからの発症も多い

ぜんそくといえば、子どもの病気というイメージが強いかもしれません。大人の患者さんは、大半が子どもの頃からの「ぜんそく持ち」のように思っている人もいるでしょう。

しかし、成人の患者さんで小児ぜんそくを経験している人の割合は意外に少なく、とくに中高年のぜんそくの患者さんは、その多くが大人になって初めて発症しています。

「ぜんそくなんて自分には関係のない病気」「この年齢でぜんそくになることはない」などと思っているとしたら、それは大きな誤解です。

ぜんそくの患者数の推移

ぜんそくと診断され、治療を受けている患者さんの数は、過去30年ほどの間に倍増しています。

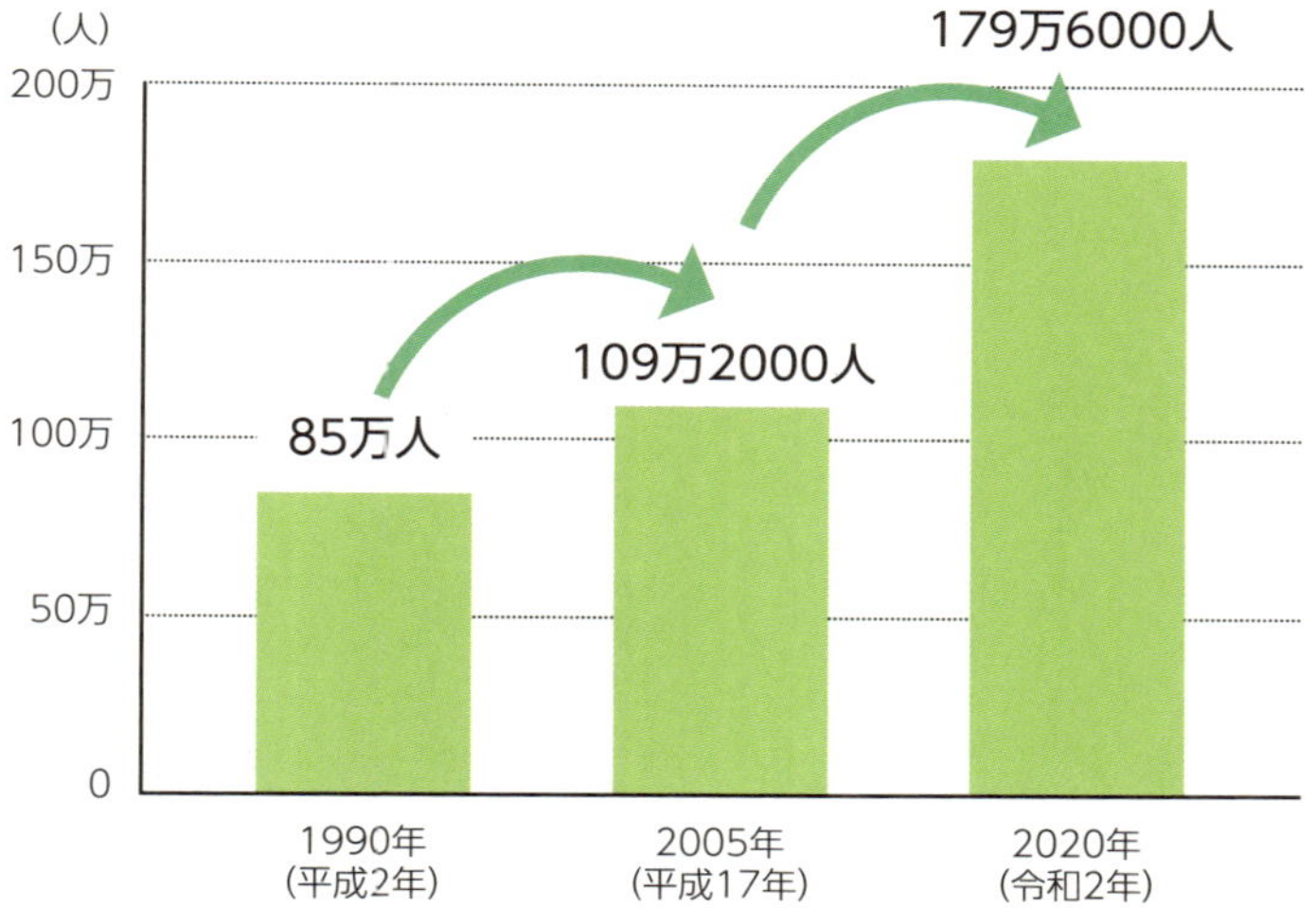

年齢別・性別患者数

子どもにも多い病気だが、じつは患者数は大人のほうが多い

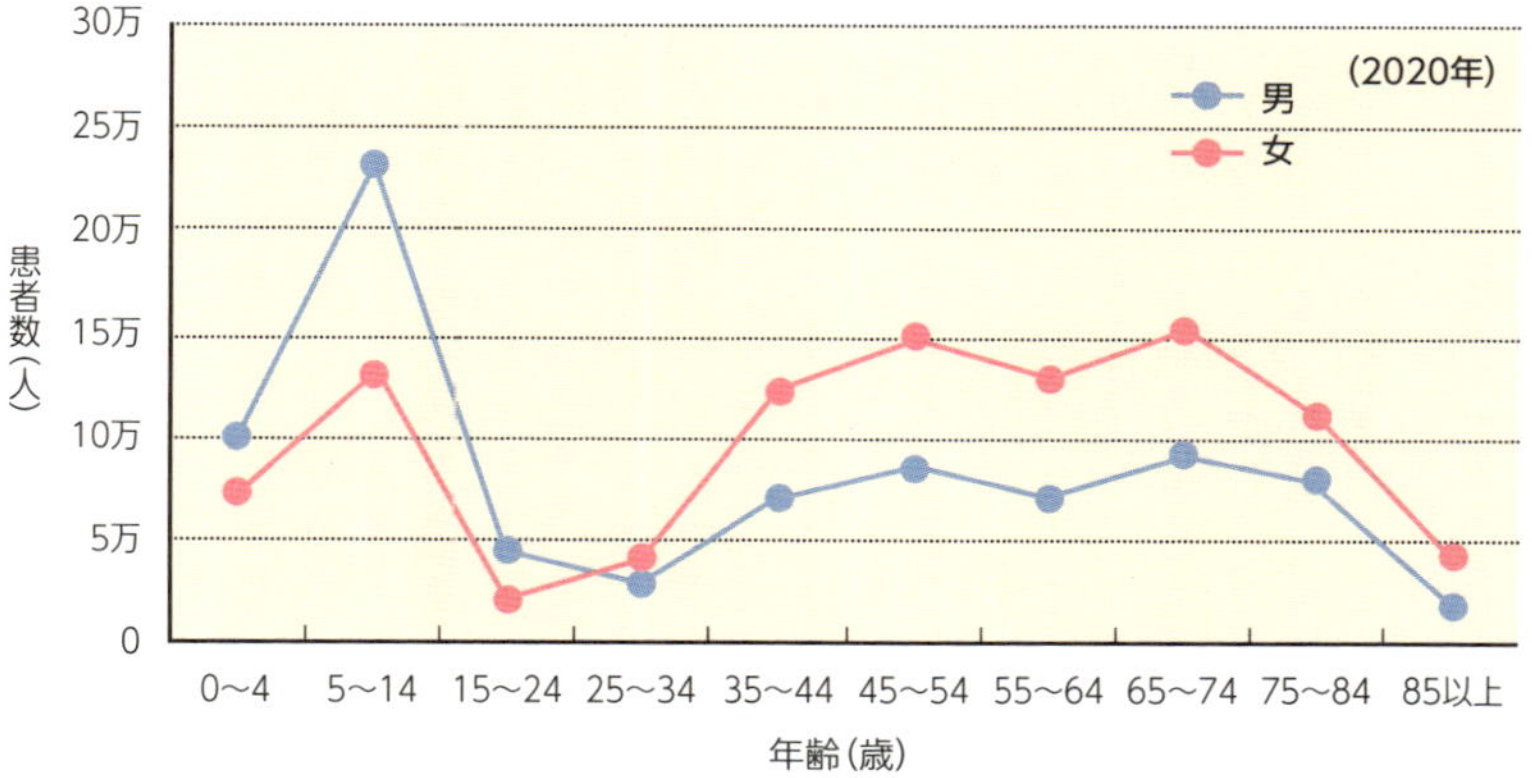

厚生労働省「令和２年度患者調査」

ぜんそく発症の要因は複数ある

子どもにも大人にもぜんそくが増えているのはなぜなのでしょう？　その理由を探るうえで知っておきたいのは、ぜんそくはいくつもの要因が重なって発症する病気であるということです。

たとえば、家族にぜんそくの患者さんがいる人は、ぜんそくを発症するリスクが高くなることが知られています。ぜんそくの発症との関連を指摘されている遺伝子も複数あります。

しかし、その遺伝子をもつ人が必ずぜんそくになるわけではありません。また、その遺伝子がなければぜんそくになることはない、ともいえません。特定の遺伝子があるとしても、それはぜんそくの発症にかかわる要因のひとつにすぎないのです。

子どもの場合、アレルギー素因（アトピー素因）といわれる、アレルギー反応*を起こしやすい体質（アレルギー体質）が、ぜんそくの発症にかかわる重要な要因とされています。こうした体質にも遺伝的な要因が関係していると考えられます。

ただし、実際にぜんそくを発症するかどうかは、どの程度アレルギーを引き起こすもとになる物質（アレルゲン）にさらされたかにもよります。体質という変化しにくい要因と、環境的な要因との重なりが発症のリスクを高めるわけです。

一方、ぜんそくはアレルギー素因がなくても発症することがあります。肥満、ウイルス感染、喫煙、大気汚染などが発症リスクを高める要因と考えられています。

ぜんそくの発症にはさまざまな要因が複雑に関連しているため、ぜんそく増加の理由を「これ」と断定することはできませんが、現代的な環境のなかでの暮らしには、ぜんそくの発症につながるさまざまなリスクが潜んでいるといえるでしょう。自分がかかえているリスクを知ることで、ぜんそくの予防・早期発見につなげていきましょう。

用語解説　アレルギー反応　通常は無害な物質に対して、体を守るためのシステムである免疫が過剰に働き、かえって有害な影響が現れる

ぜんそくの発症にかかわる要因

さまざまな要因が重なることで、ぜんそくは発症しやすくなります。

性差

小児期は女子より男子のほうがぜんそくの患者数が多いが、成人後は差がなくなり、年齢が高くなるにつれ逆に女性のほうが多くなる

遺伝的な要因

ぜんそくの親がいる子どもがぜんそくを発症するリスクは、両親ともにぜんそくではない場合の3～5倍とされる

アレルギー体質・アレルゲン曝露

アレルギー反応を起こしやすい体質、環境はぜんそくの発症リスクを高める

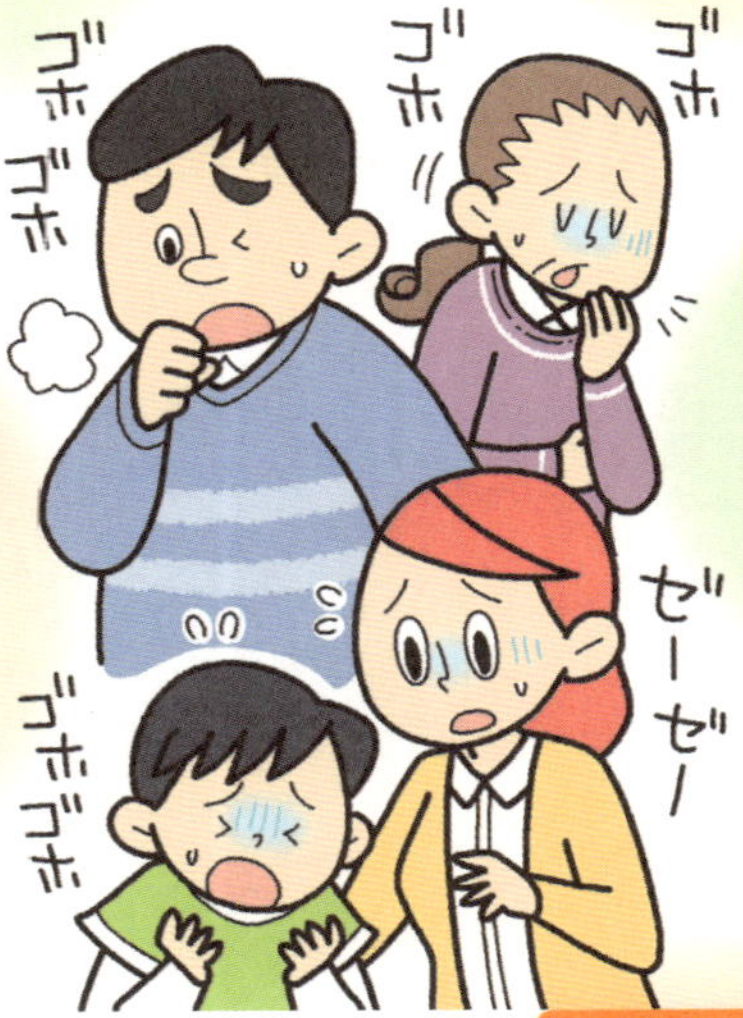

肥満

肥満の程度が高いほど、ぜんそくを発症しやすい

喫煙・大気汚染

いずれもぜんそくの発症リスクを高める

呼吸器感染症

鼻やのど、その奥にある気管や気管支、肺など呼吸にかかわる器官（呼吸器）の感染症がぜんそくにつながることも

どうすれば気づける？ ぜんそくの始まり

咳があってもぜんそくとは限らない

　早期発見、早期治療は病気をこじらせないための原則といってよいでしょう。ぜんそくにもこの原則が当てはまります。ぜんそくで苦しまないためには、できるだけ早い段階で手を打つことが大事です。

　一方で、ぜんそくの始まりかどうかは、すぐに判断できるものではありません。その理由としてまず挙げられるのは、ぜんそくでみられる症状は「ぜんそくだけ」にみられる症状ではないという点です。

　たとえば激しい咳はぜんそくでみられる症状のひとつですが、咳そのものはじつにありふれた症状です。「咳が出たことがない」という人はまずいません。そもそも咳は、体の防御反応のひとつとして起こる現象です。空気の通り道である気道は、空気といっしょにウイルスや細菌、ほこりなどの異物が入り込みやすいところでもあります。のどの奥の粘膜が異物を感知すると、脳にサインが伝わり「咳反射」が起こります。咳は、異物を排除するために自然にそなわっている体のしくみのひとつとして起こるわけです。

　また、気道から分泌される粘液がこれらの異物をつつみこんだものが「痰《たん》」です。痰がたまると、やはり咳反射が起こります。咳き込むことで、異物が痰ごと対外に排出されます。つまり、咳には病原体などの侵入を阻止し、病気を未然に防ぐという重要な役割もあるわけです。

　このように咳は必要があって生じる面もあり、「ただちに止めるべき」とはいえないのですが、限度があります。長引く咳、激しい咳のくり返しは異常事態ととらえ、原因を確かめておく必要があります。

咳のしくみと役割

咳は体の防御反応のひとつ。咳が出やすいからといって、それだけでぜんそくとは判断できません。

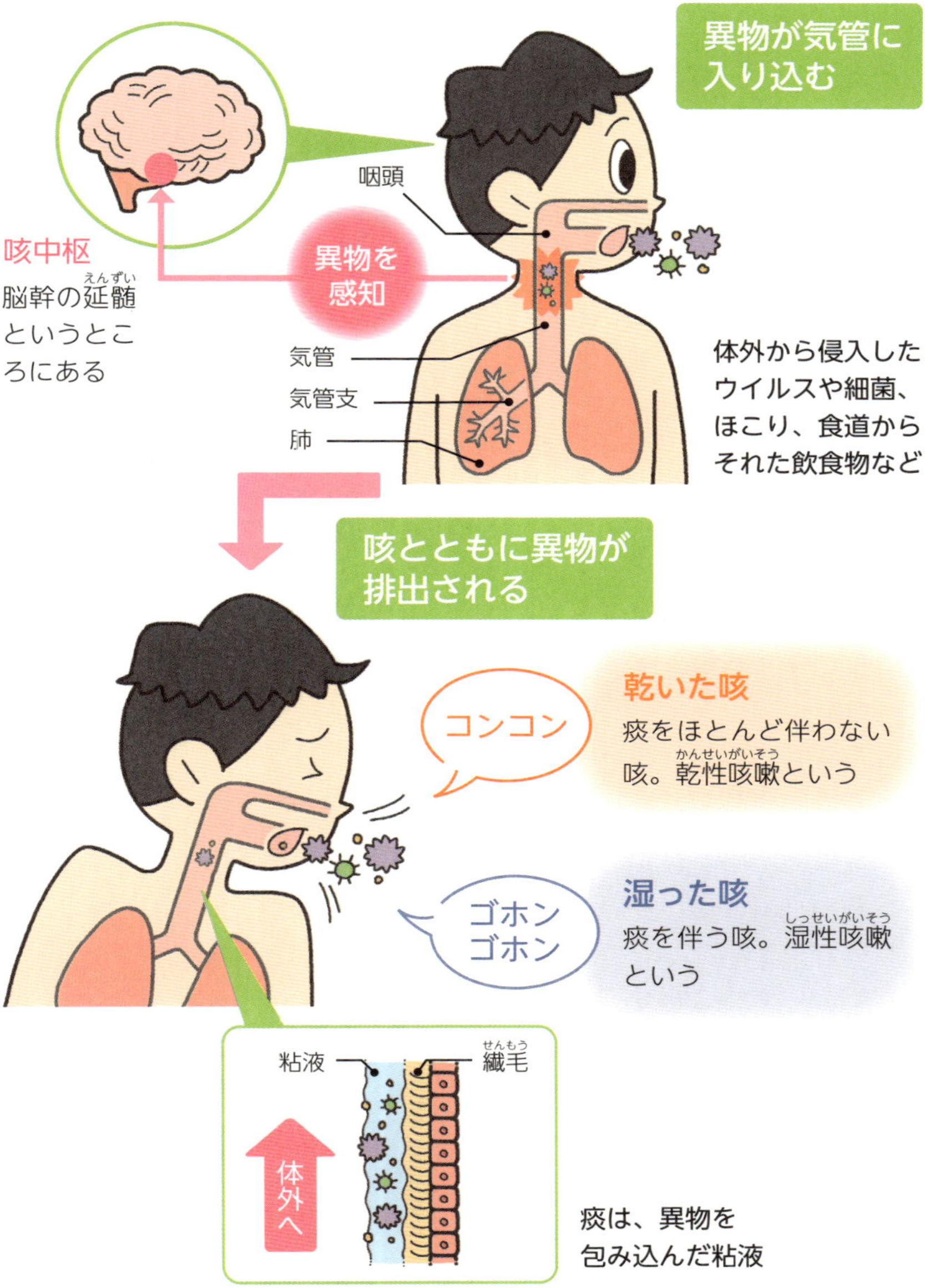

「長引く咳」には注意が必要

咳の原因はいろいろですが、日常的によく経験されるのは呼吸器の感染症です。感染症とは、ウイルスや細菌などの病原体が体内に侵入して増殖し、さまざまな症状を引き起こす病気のことです。

呼吸器の感染症の代表は、いわゆる風邪です。風邪の大半はウイルス感染によるもので、感染の結果もたらされる症状のひとつが咳であり、鼻水や熱などをともなう場合もあります。

感染症によって起こる咳の多くは、病状の回復とともに自然に止まります。ウイルスや細菌の種類、感染が起きた部位によっては、しばらく咳が残ることはありますが、いずれはおさまっていきます。

では、「しばらく」とはどれくらいの期間を指すのでしょうか?

咳は専門的には咳嗽《がいそう》といい、持続期間が3週間未満のものは急性咳嗽、3週間以上8週間未満のものは遅延性咳嗽、8週間以上のものは慢性咳嗽と3つに分類されます。

急性咳嗽の原因としてもっとも多いのが、ウイルス性の呼吸器感染症、いわゆる風邪です。

遷延性咳嗽では、呼吸器感染症で咳だけがしばらく残っている例もありますが、ぜんそくの前段階ともいえる咳ぜんそく（➡P54）と考えられるケースが多く、アレルギー疾患のひとつであるアトピー咳嗽もみられます。

8週間以上咳が続く慢性咳嗽の原因は、ぜんそくの比率がぐっと高くなります。

つまり、「風邪のせい」といえる咳は3週間未満で消えるのが一般的で、それ以上続くようなら、感染による症状ではない可能性が出てきます。「風邪のあとしばらく咳が残っているだけ」と思っていても、8週間以上続いているようなら、もはや感染症の症状としての咳ではなく、ぜんそくが始まっている可能性もあるといえます。

咳の分類と原因疾患

咳が続く期間は、咳の原因がなにかで異なります。感染症による咳は比較的早くおさまり、それ以外の原因で起こる咳は長引きがちです。

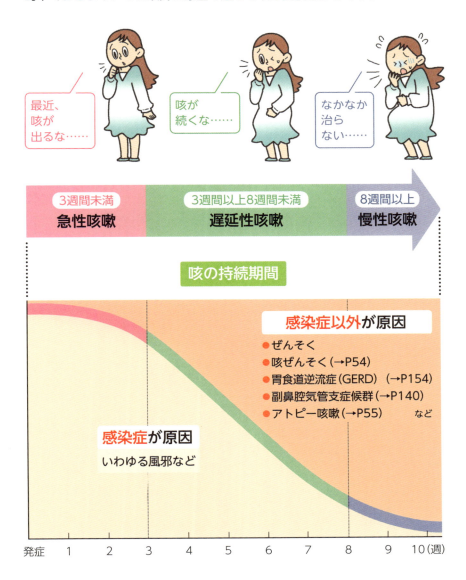

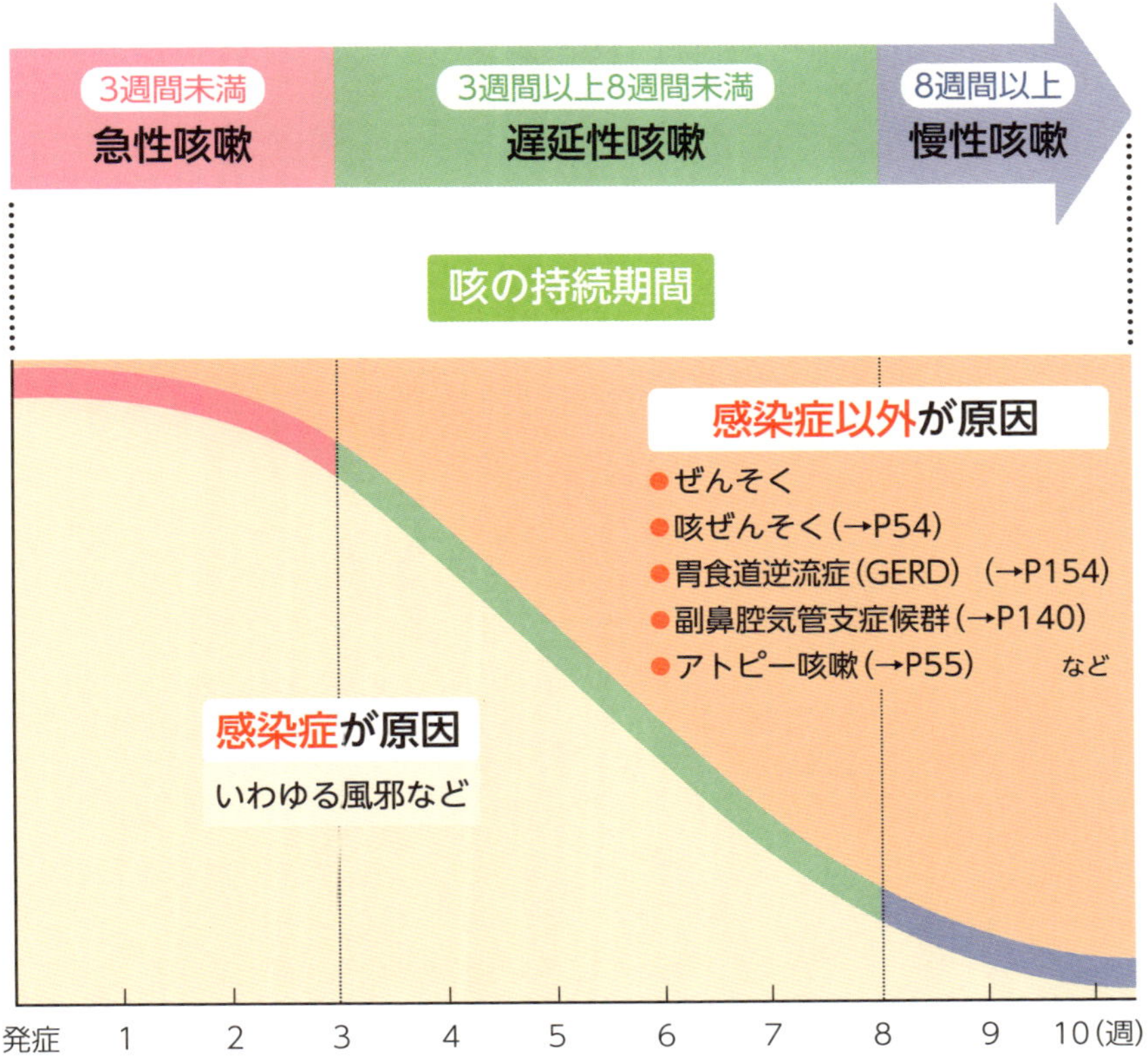

息苦しさの原因はさまざま

息苦しさが生じるのも、ぜんそくの特徴のひとつであり、ひどくなれば呼吸困難に陥るおそれもある危険な症状でもあります。

しかし、咳と同様、息苦しさもぜんそくだけにみられる症状ではありません。

たとえば高齢の喫煙者に多くみられる肺の病気のひとつ、COPD（慢性閉塞性肺疾患《まんせいへいそくせいはいしっかん》）は、咳の症状もみられるうえ、進行すると息苦しさを示すようになります。ぜんそくとの区別が難しく、ぜんそくとCOPDが同時に生じることもあります。

肺から空気がもれて胸にたまり、肺が縮んでしまう気胸《ききょう》という病気で、咳や呼吸困難がみられることもあります。

うっ血性心不全という、心臓の病気が原因で、ぜんそくとよく似た症状が現れることもあります。心臓のポンプ機能が低下し、血液の流れが悪くなって肺に液体成分がたまる状態を肺水腫《はいすいしゅ》といいます。肺の機能が低下してガス交換*の効率が悪くなり、酸素の取り込みがうまくいかなくなることで息苦しさが生じやすくなるのです。ゼーゼーという喘鳴が聞こえるところも、ぜんそくによく似ています。そのため「心臓ぜんそく」などとも呼ばれますが、ぜんそくとはまったく異なる病気です。

このほか、精神的な不安やストレスによって息苦しくなる病気もあります。たとえば過換気症候群では、なんらかのきっかけで呼吸が浅く早くなり、「吸っても吸っても息苦しい」と感じる結果、過呼吸の状態になって苦しさが増していきます。パニック症でも過呼吸になりやすく、「このまま死ぬかもしれない」と思うほどの息苦しさが現れます。

このように、息苦しさをもたらす病気は多種多様で、発作的に生じる息苦しさは必ずしもぜんそくの始まりとはいえませんが、くり返すようなら、原因を確かめておくことが必要です。

用語解説

ガス交換　吸い込んだ空気中の酸素と血液中の二酸化炭素を交換する働き

息苦しさをまねく主な病気

息苦しさはぜんそくの症状のひとつですが、ほかの病気でも起こりうる症状です。

COPD（慢性閉塞性肺疾患）

喫煙が最大の原因。高齢者に多くみられる。肺胞（→ P 33）の壁が傷み、ガス交換の効率が落ちる

● 主な症状

咳、痰、息切れ、呼吸困難　など

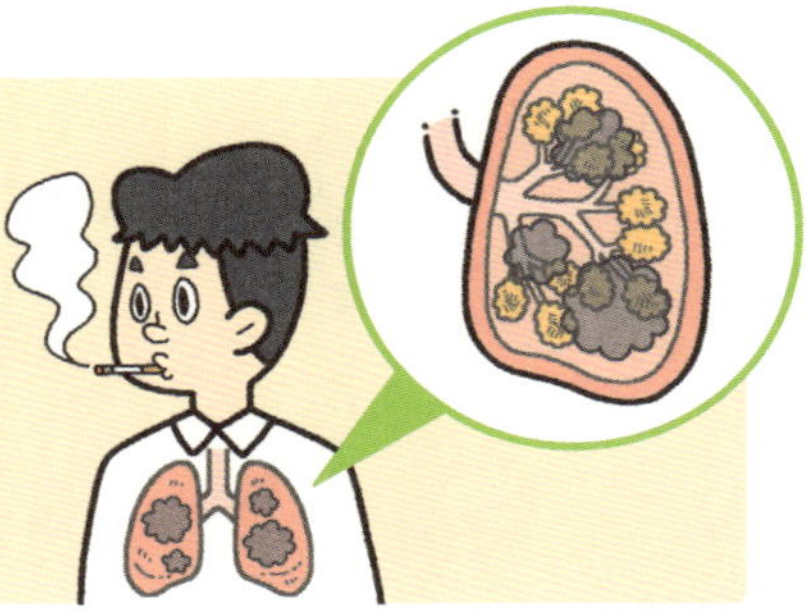

気胸

肺の一部が破れて漏れ出してたまった空気の圧力で、肺が縮んでしまう

● 主な症状

咳、胸痛、呼吸困難　など

うっ血性心不全

血液の流れが悪くなり、肺胞のまわりの毛細血管から漏れた液体成分が肺胞内にたまり、ガス交換がうまくいかなくなる

● 主な症状

呼吸困難、喘鳴、寝ると苦しい、夜中に息苦しくなり目が覚める　など

過換気症候群

呼吸の回数が多くなりすぎて血液中の二酸化炭素が減り、体液がアルカリ性に傾くことでさまざまな症状が出てくる状態

● 主な症状

手足のしびれ、頭痛、めまい、呼吸困難　など

パニック症

体の異常はないにもかかわらず、突然、さまざまな身体症状が現れ、死の恐怖を感じるような「パニック発作」をくり返す

● 主な症状

突然の激しい動悸、ふるえ、めまい、吐き気、呼吸困難、強い恐怖や不安　など

悪化する前に早めに受診しよう

自覚はあっても放置されやすい

ぜんそくの患者さんのなかには、咳が続いていても「風邪が長引いているだけ」「そのうち治る」などと放置していたという人、息苦しさがあっても「年のせいか、息切れがひどくなった」などととらえ、深刻に考えていない人もみられます。

いずれもよくある症状なだけに、「ぜんそくかもしれない」などとは、思わない人が多いのでしょう。実際、明らかにぜんそくといえる状態なら、症状の現れ方やさまざまな検査により診断がつきますが、たとえば咳が出始めたというだけでは、「ただの風邪」なのか「ぜんそくの始まり」なのか、区別は難しいことも多いのです。

しかし、咳が続く期間が長くなるほど、ぜんそくに移行しやすくなります。「咳だけだから」と軽く考え、受診を先延ばしにしたり、市販の咳止め薬などで自己流に対処し続けていたりするのは危険といわざるをえません。もし、ぜんそくが始まっているとしたら、どんどん悪化していくおそれがあります。

また、ぜんそくだからといって必ずしも激しい咳や喘鳴がみられるわけではありません。息苦しさは、胸の痛みや違和感として感じられることもあります。なにか気になる症状がある、風邪は治ったはずなのに1週間以上咳が止まらないなどという場合には、その段階で受診、あるいは再受診するようにします。受診先は近隣のかかりつけ医でかまいません。一般的なクリニックでは、症状や症状の現れ方から治療薬が処方され、効果をみながら対応が進められます。そこでの治療がうまくいかないようなら、呼吸器の専門医のもとでの検査・治療が必要です。

長引く咳の原因は？

慢性的な咳の原因は、すぐにはわからないことも少なくありません。まずは近隣のクリニックなどで相談を。

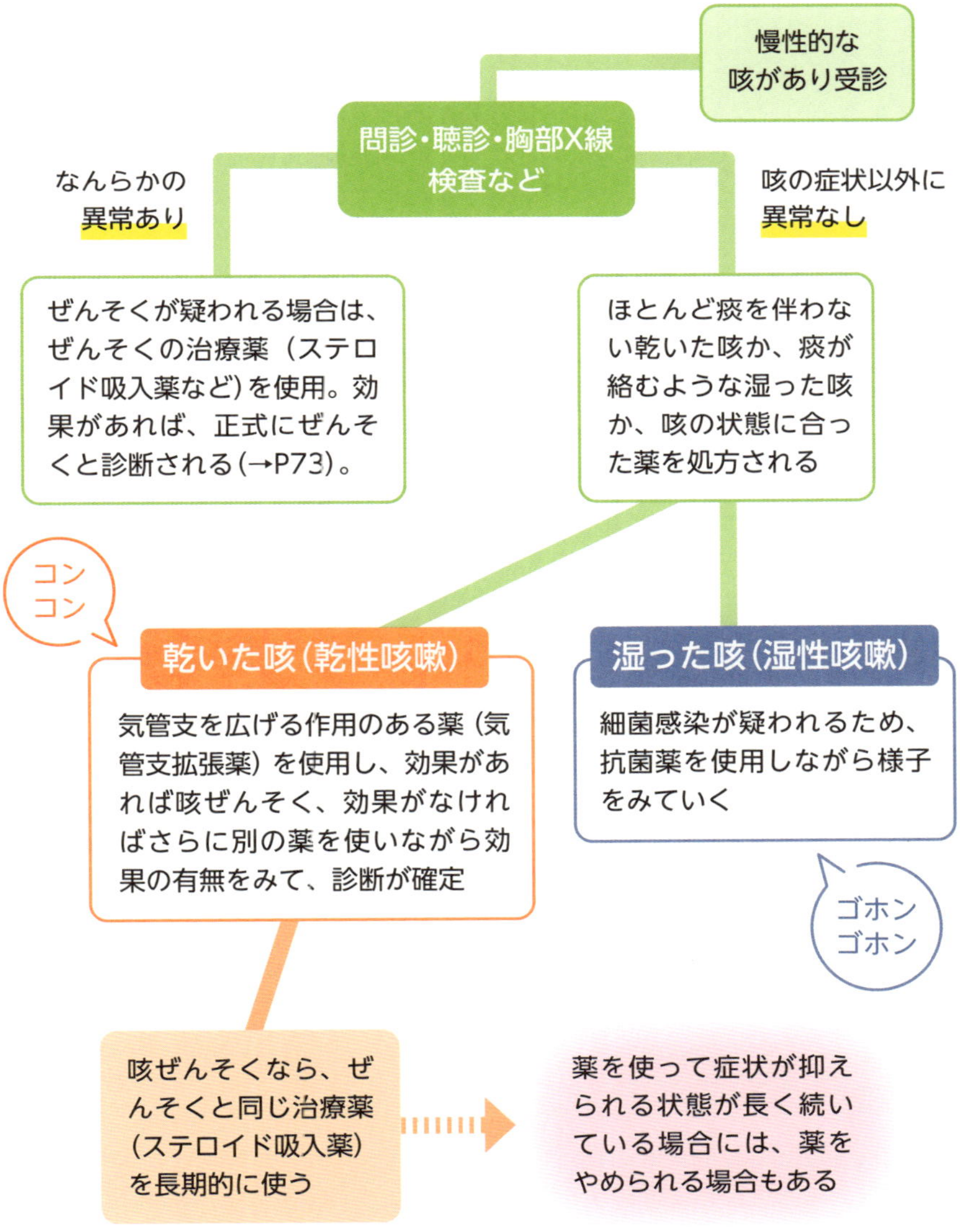

慢性的な咳があり受診
問診・聴診・胸部X線検査など
なんらかの異常あり
咳の症状以外に異常なし
ぜんそくが疑われる場合は、ぜんそくの治療薬（ステロイド吸入薬など）を使用。効果があれば、正式にぜんそくと診断される（→P73）。
ほとんど痰を伴わない乾いた咳か、痰が絡むような湿った咳か、咳の状態に合った薬を処方される
コンコン
乾いた咳（乾性咳嗽）
気管支を広げる作用のある薬（気管支拡張薬）を使用し、効果があれば咳ぜんそく、効果がなければさらに別の薬を使いながら効果の有無をみて、診断が確定
湿った咳（湿性咳嗽）
細菌感染が疑われるため、抗菌薬を使用しながら様子をみていく
ゴホンゴホン
咳ぜんそくなら、ぜんそくと同じ治療薬（ステロイド吸入薬）を長期的に使う
薬を使って症状が抑えられる状態が長く続いている場合には、薬をやめられる場合もある

Column

「専門医」の診療を受けたほうがよい？

ぜんそくは患者数の多い病気です。ぜんそくの患者さんの約8割は、近隣のクリニックなど、かかりつけ医のもとで診断・治療を受けているといわれます。

ぜんそくの診療を専門とするのは呼吸器内科ですが、一般の内科、アレルギー科、子どもなら小児科などにかかっている人も多いでしょう。ぜんそくであることが確かであり、症状がコントロールできていれば、かかりつけ医のもとで治療を続けていけばよいでしょう。しかし、呼吸器専門医の診療を受けたほうがよい場合もあります。

- **症状からぜんそくが疑われ、ステロイド吸入薬など、ぜんそく治療に用いられる薬を使い始めてからも症状の改善がみられない**
- **治療によりふだんはある程度、症状をコントロールできていても、年２回以上、医療機関での手当てが必要になるほど症状がひどくなる**

こうした状態であれば、治療薬の量を増やしたり、ステロイド薬の飲み薬に変えたりする前に、専門医に診てもらったほうがよいでしょう。

かかりつけ医から紹介してもらえる場合もありますが、それが難しければ、呼吸機能検査（→P72）など、各種の専門的な検査を受けられる医療機関を受診しましょう。

専門医はこれまでの経過を聞いたうえで、本当にぜんそくなのか、ぜんそく以外の病気なのか、あるいはぜんそくとほかの病気が併発しているかなど詳しく調べ、診断の見直しをおこないます。そのうえで、症状をコントロールするためにどのように治療していくかを考えます。

治療の方針が定まったら、かかりつけ医のもとで治療を続けられるようにしてもらうことも可能です。

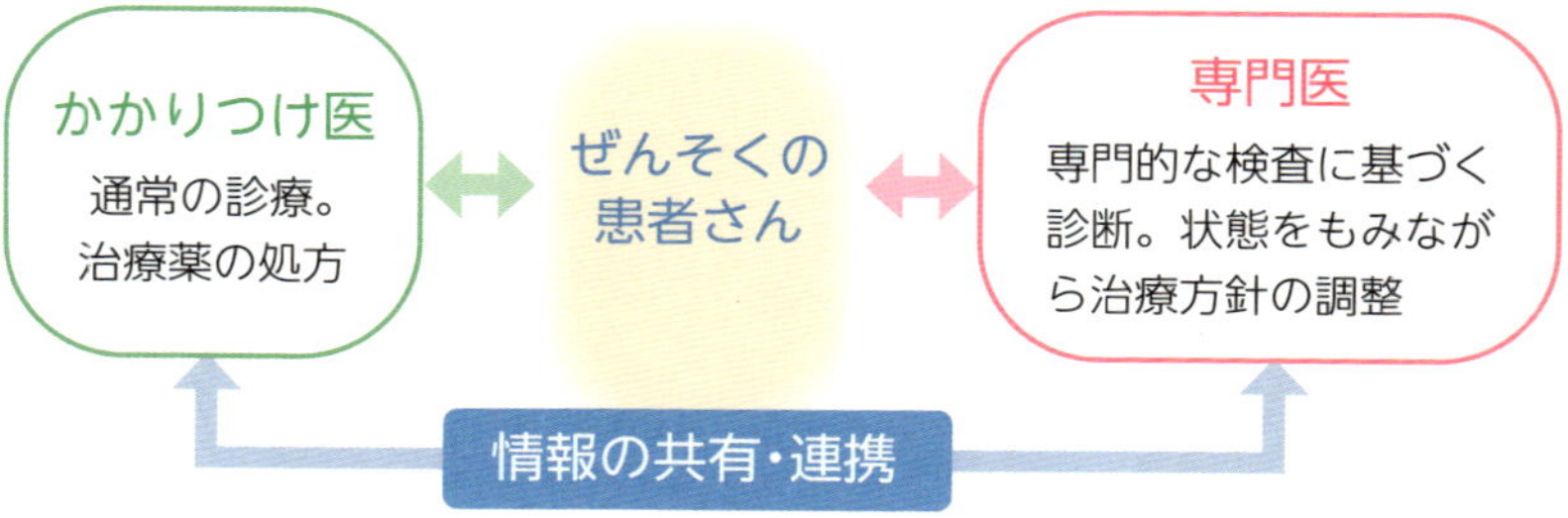

第2章

ぜんそくの正体を知る

苦しい症状をくり返すぜんそく。
体の中でなにが起きているのでしょう？
なぜ症状があるときと、ないときがあるのでしょう？
ぜんそくのこと、ぜんそくの発作が起こるしくみを知ることで、
改善の道がみえてきます。

ぜんそくの気道に起きていること

気道に慢性的な炎症が生じている

前章で「ぜんそくは気道に生じる慢性の病気のひとつ」と述べましたが、ここではもう少し踏み込んで、ぜんそくとはどのような病気なのか探っていきましょう。

まず「気道」についてです。気道を構成するのは複数の器官です。鼻の穴の奥にある鼻腔《びくう》、口の奥にある咽頭《いんとう》、咽頭から続く喉頭《こうとう》、その先にある気管、気管支へと、気道は枝分かれしながら肺に至ります。

鼻から喉頭までの気道を上気道、喉頭から先を下気道といいます。ぜんそくは主に下気道に起こる病ですが、上気道と下気道の間に扉のようなものがあるわけではなく、空気の通り道は続いています。

ぜんそくは「気管支ぜんそく」とも呼ばれます。下気道のなかでも主に気管支に問題が生じているからですが、その「問題」とはなにかをごく簡単に述べるなら「慢性的な炎症」ということになります。

気道に炎症が起こること自体はよくある現象です。風邪をひいてのどが痛くなるのは日常的に経験されることでしょう。この痛みは上気道の炎症からくるものですが、多くは一過性で、いずれ炎症は自然に消え、痛みもおさまります。

一方、ぜんそくの気道にみられるのは「慢性的な炎症」です。症状があるときもないときも、ぜんそくの気道ではずっと炎症が続いており、なかなかおさまりません。

風邪で急性の炎症が生じたときのような明らかな症状はなくとも、正常な状態の気道とぜんそくの気道は異なります。ちょっとしたきっかけで症状が出やすくなっているのです。

気道は空気の通り道

気道は鼻・口から肺に至る空気の通り道。ぜんそくでは主に気管支で炎症が続いていますが、他の部位とつながりあっています。

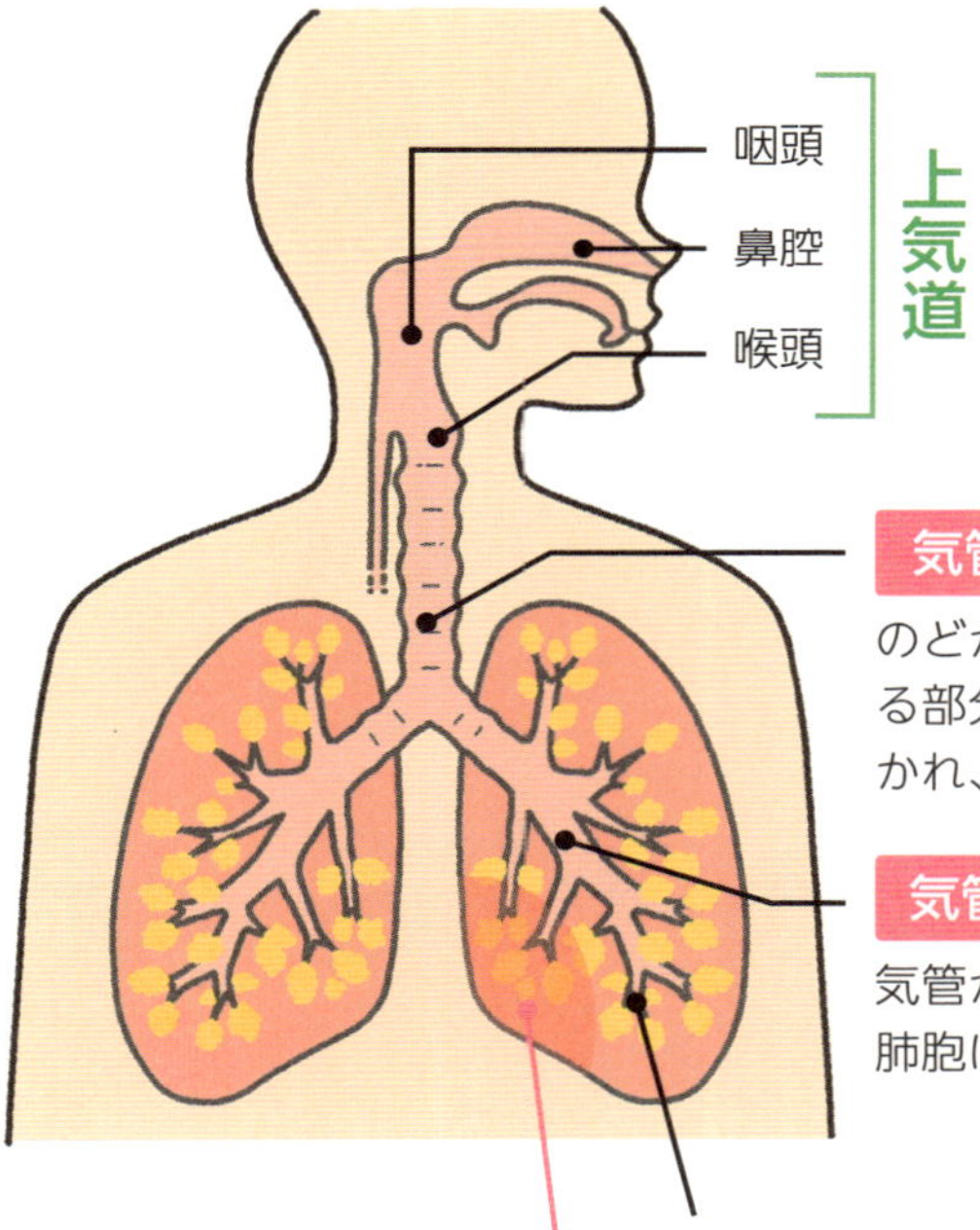

上気道にみられる主な病気

上気道感染症（いわゆる風邪）、アレルギー性鼻炎、副鼻腔炎など

下気道

気管

のどから肺に向けて下に伸びる部分。気管の先は２つに分かれ、左右の肺につながる

気管支

気管が分かれたところから、肺胞に至るまでの部分

ぜんそくで変化が生じやすいところ

細気管支

気管支の末端部分。直径0.5mm

下気道にみられる主な病気

ぜんそく、COPD（慢性閉塞性肺疾患）、肺炎など

肺胞

気管支の末端部分にある房状の構造物。毛細血管に包まれており、毛細血管との間で、酸素と二酸化炭素の交換（ガス交換）をおこなうところ

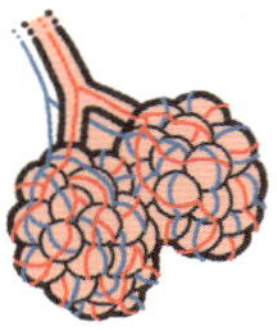

炎症は免疫の働きがもたらすもの

気道の炎症がなかなかおさまらず、ずっと続くのはなぜなのでしょう？　そもそも炎症はなぜ起こるのでしょう？

まず知っておきたいのは、炎症は、私たちの体にそなわっている免疫のしくみがもたらすものだという点です。免疫は体内から異物を排除し、体を守るための働きです。免疫システムを担う主役となるのはいわゆる白血球の仲間たち。免疫細胞と総称されるさまざまな種類の細胞です。

体に有害な物質が入ってくると、各種の免疫細胞が攻撃をしかけます。その攻撃の副産物として、炎症が生じ、さまざまな症状の出現につながるのです。異物の排除に成功すれば攻撃は止み、いずれ炎症は消えて症状もなくなります。風邪をひいたときにみられるウイルス感染による急性の炎症は、多くの場合こうした経過をたどります。

炎症が慢性化する理由

ぜんそくの気道に生じている慢性の炎症にも、ウイルス感染は大きな影響を与えます。ウイルス感染は上気道で起こることが多いものの、気道に切れ目はありません。ウイルス感染による炎症がきっかけで、下気道でくすぶり続けている炎症が、さらにひどくなるのはしばしばみられる現象です。

また、ハウスダストやダニなど、本来は無害なはずの物質にまで免疫システムが過剰な反応を起こすことで炎症が続く場合もあります。こうした過剰反応をアレルギー反応といいます。アレルギー反応は、ぜんそくの発症につながる大きな要因です（↓P44）。

免疫の働きには、全身の状態も大きく影響します。ストレスや過労、肥満、ぜんそく以外の持病が慢性的な炎症をまねく一因となっていることもあります。

炎症のプロセス

炎症は、有害なものから体を守るために必要なものという面はあるのですが、ずっと続けば弊害も出てきます。

ウイルス、細菌、有害な物質が体内に入り込んだり、外傷などにより自分の細胞が壊死《えし》したりする

無害なものに対して反応が起こることも（アレルギー反応）

免疫システムが反応し、各種の免疫細胞が自ら攻撃をしかけたり、化学物質を放出して攻撃したり、仲間の細胞を呼び寄せたりする

免疫細胞（白血球）には、好酸球《こうさんきゅう》、リンパ球、マスト細胞（脂肪細胞）、マクロファージなどさまざまな種類がある。炎症細胞ともいわれる

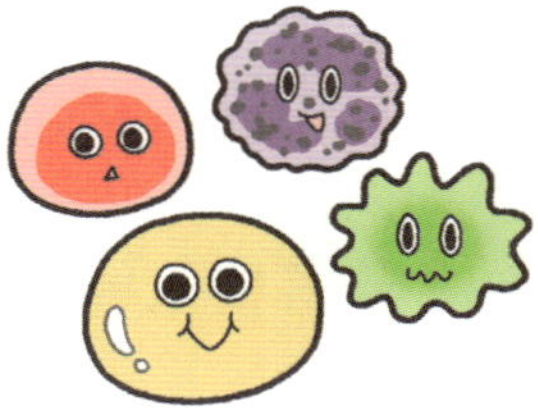

赤くなる／熱をもつ／痛む／腫れる／機能が低下する

＝炎症

免疫細胞の攻撃を受けた部位に炎症が起こる

細胞、細菌などの死骸が除去されると同時に、傷ついた組織の再生が促される

攻撃が続くと、なかなか炎症がおさまらない

治癒

炎症が慢性化すると過敏性が高まる

ぜんそくのさまざまな症状は、気道に慢性的な炎症が生じていることで起こります。一方で、「いつも症状があるわけではない」というのは、ぜんそくの特徴のひとつでもあります。

炎症は続いていても、なぜ症状があまりないときと強くなるときがあるのでしょうか？ その理由は気管支の状態をみていくと理解しやすいでしょう。

気管支の内側には粘膜、外側には平滑筋《へいかつきん》があります。平滑筋は気管支だけでなく、気管や喉頭のまわりにもあり、自律神経により動きをコントロールされています。平滑筋が縮むと気道は狭く、ゆるむと広がります。

炎症が慢性化した気道の粘膜はむくみ、基底膜《きていまく》、平滑筋は厚くなっています。また粘膜表面を覆う上《じょう》皮細胞《ひさいぼう》がはがれやすくなっています。知覚神経の末端が露出すると、ささいな刺激に対しても過敏に反応しやすくなります。これを「気道過敏性」といいます。

過敏な反応が症状につながる

気管支は、気管に比べて径《けい》が小さく、慢性的な炎症の影響でふだんから気道が狭くなっています。気道の平滑筋がささいな刺激に反応してぎゅっと縮むと、気管支部分の気道はとくに狭くなります。空気の流れは悪くなって、ヒューヒュー・ゼーゼーという喘鳴が現れたり、息苦しさを感じたりするようになります。粘液の分泌が盛んになって痰が増えることで、さらに気道が狭まります。咳などの症状も出やすくなります。

こうして「発作（急性増悪）」といわれるような急激な症状の悪化がもたらされるのです。

気道の慢性的な炎症と、慢性的な炎症が続くことでもたらされる気道過敏性が、ぜんそくの正体であり、発作のもとといえます。

気道の状態の比較

ふだんから空気のとおりが悪いうえ、刺激に過敏に反応しやすく、それが症状につながります。

健康な気道（気管支）の断面

慢性的な炎症が続くうちに、気道に変化が生じる

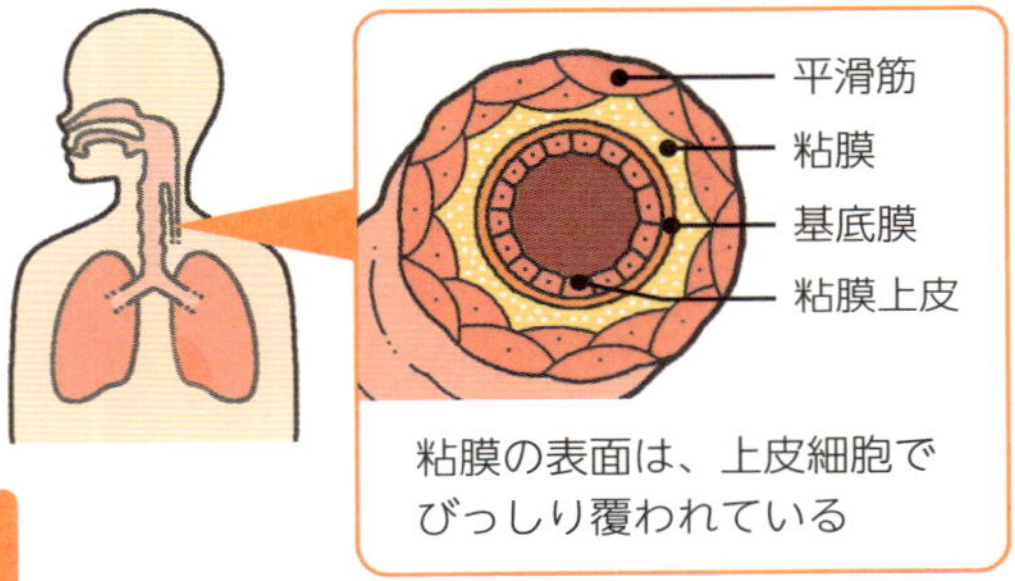

平滑筋
粘膜
基底膜
粘膜上皮
粘膜の表面は、上皮細胞でびっしり覆われている

ぜんそく患者の気道

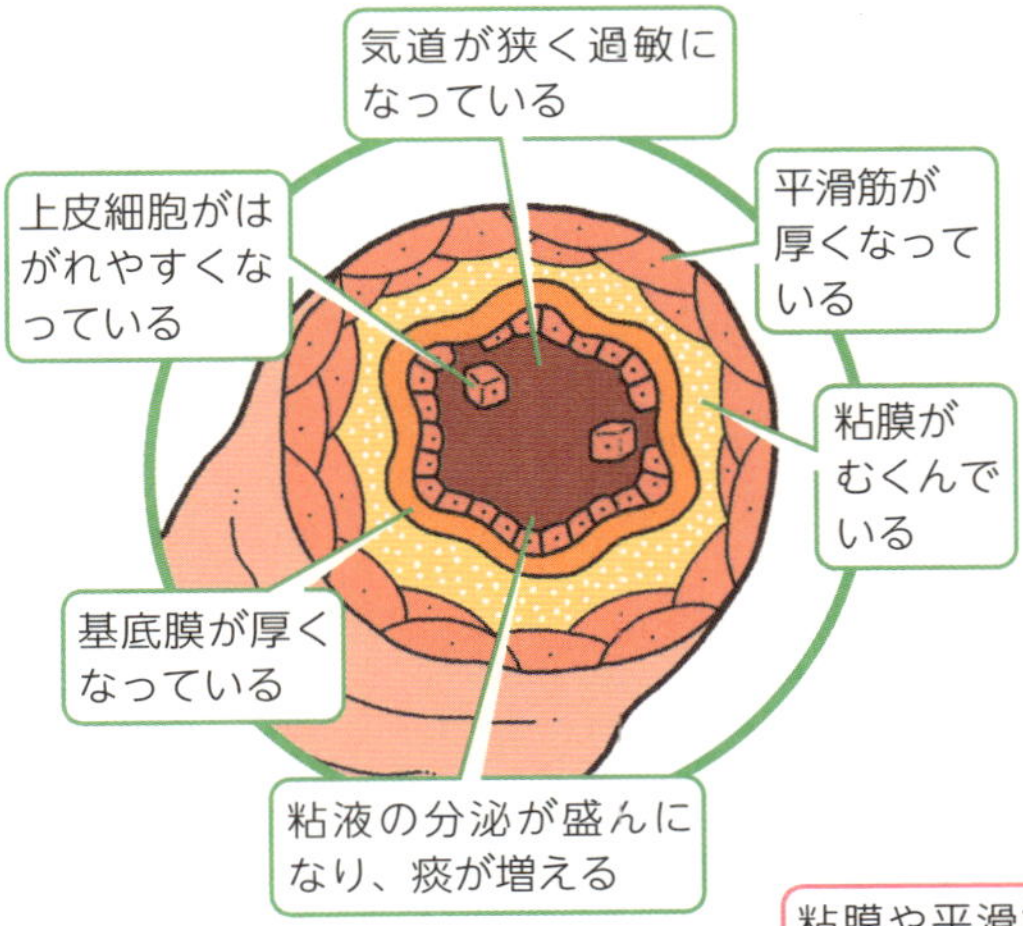

気道が狭く過敏になっている
上皮細胞がはがれやすくなっている
平滑筋が厚くなっている
粘膜がむくんでいる
基底膜が厚くなっている
粘液の分泌が盛んになり、痰が増える

平常時

症状があまりないときでも、健康な気道とは異なる変化がみられる

刺激が加わる

ぜんそくの気道は過剰に反応しやすい

症状の出現時（発作時）

咳や喘鳴、息苦しさなどの症状が急に現れる

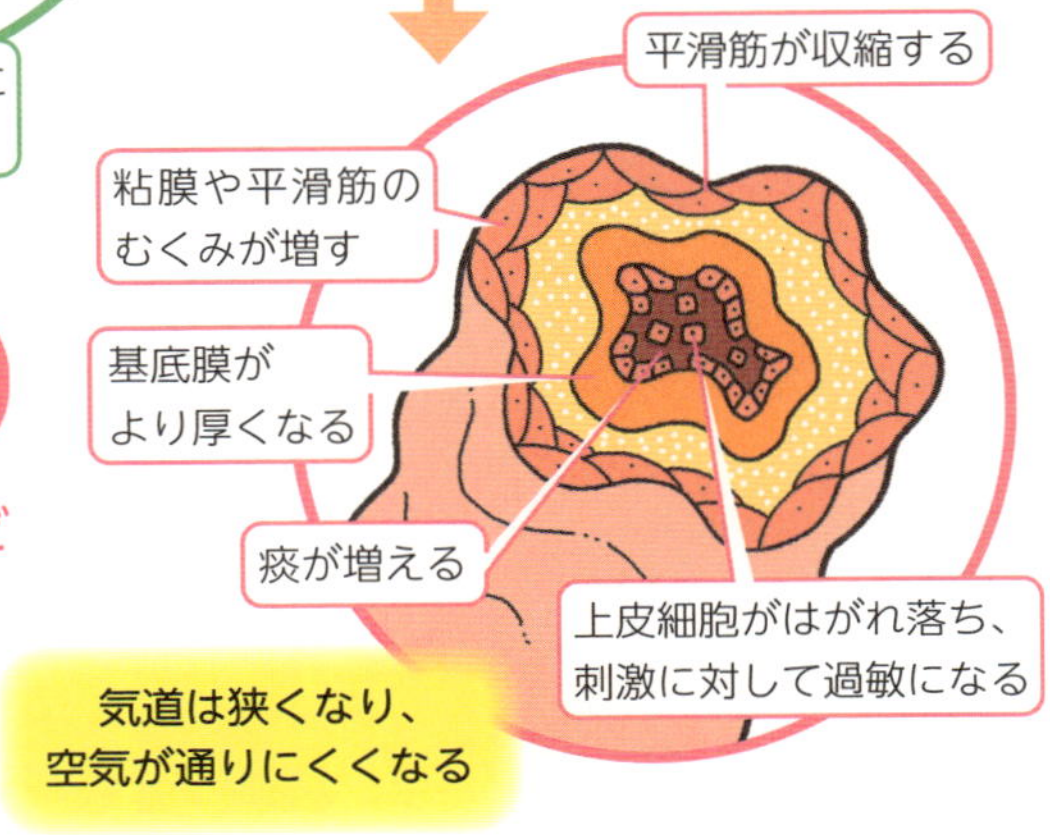

平滑筋が収縮する
粘膜や平滑筋のむくみが増す
基底膜がより厚くなる
痰が増える
上皮細胞がはがれ落ち、刺激に対して過敏になる
気道は狭くなり、空気が通りにくくなる

症状の悪化・発作をまねくもの

ささいな刺激でも引き金になりやすい

ぜんそくの症状の根底には、気道の慢性的な炎症と、慢性的な炎症が続くことでもたらされる気道過敏性があります。炎症を強めるような事態が起こったり、気道への刺激が加わったりすれば、たちまちぜんそくの症状は悪化し、発作につながるおそれがあります。

気道に炎症をもたらすのは、ウイルス感染であったり、アレルギー反応であったりします。ですから、ウイルスや細菌が蔓延《まんえん》しているような状況や、アレルギー反応を引き起こすもととなっているアレルゲン、たとえばハウスダスト（ほこり）やダニ、花粉などにさらされる状況は、ぜんそくの悪化につながるおそれがあります。

花粉をアレルゲンとするアレルギー症状は花粉症といわれます。なかでも多いのがスギ花粉症で、ぜんそくと合併する人も少なくありません。花粉の飛散が多い時期には、鼻の症状（アレルギー性鼻炎）や目の症状（アレルギー性結膜炎）だけでなく、ぜんそくの症状も悪化しやすくなります。免疫システムは炎症をまねくモードになっており、その影響は気管支にも及ぶのです（↓P138）。

感染やアレルギーとは関連性が低い、タバコの煙、排ガス、化粧品、香水、気温や湿度の変化、冷気、食品添加物、薬などが刺激となり、発作的に症状が強まることもあります。

ぜんそくの症状が悪化し、激しい咳などにより気道が傷つき、さらに気道過敏性が高まって症状が悪化しやすくなることもあります。

ストレスや過労が、間接的に症状の悪化につながることもあります（↓P124）。

気道を刺激するもののいろいろ

ぜんそくの気道は過敏性が高まっており、ちょっとした刺激が症状につながりがちです。

ウイルスなどの病原体

感染すると免疫システムが働きだし、炎症が強まる

特定のアレルゲン

アトピー型のぜんそく（→P44）では、ダニやハウダストなどを吸い込むとアレルギー反応が起こりやすくなる

刺激物

タバコの煙、排ガス、化粧品、香水、気温や湿度の変化、冷気、ストレス、過労、食品添加物、薬など

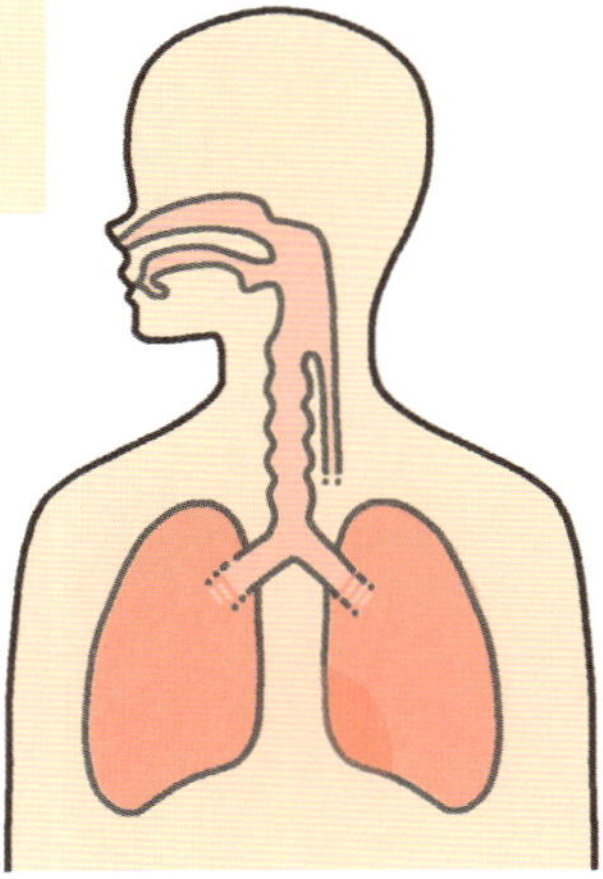

ストレスや過労など、体調の悪さなどが影響し、過敏性が高まることもある

ぜんそく症状が出るきっかけ

ぜんそく治療中の患者さんのうち症状の発現・悪化の経験がある人を対象にした調査。症状のきっかけとして挙げた人の割合

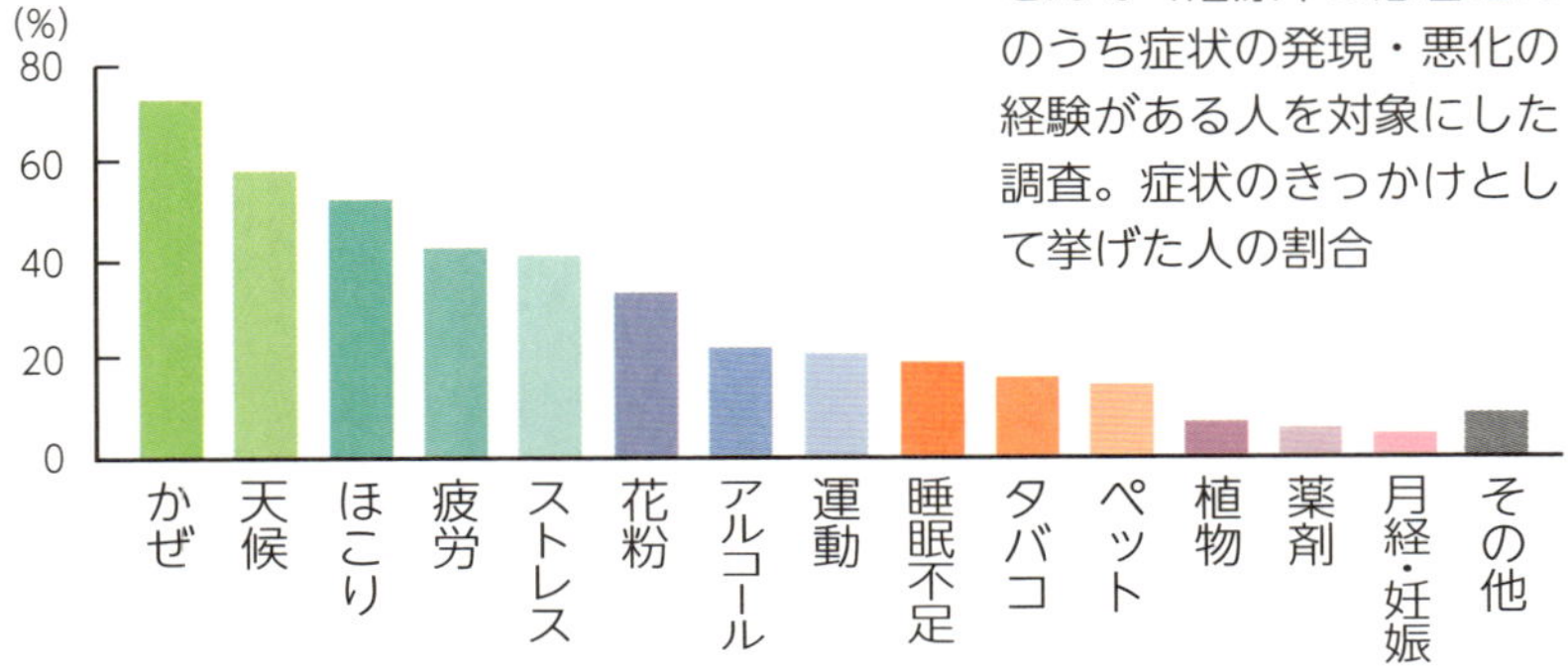

(秋山一男　アレルギー・免疫　19:1120−1127,2012による)

発作が起こりやすい時間帯

ぜんそくの発作は、深夜から明け方にかけて寝ているときに起こりやすいのが特徴の一つです。この時間帯に起こりやすい理由として、まず挙げられるのは自律神経*の影響です。就寝中は、体を休息に適した状態にする副交感神経の働きが優位になり、活動時にくらべて呼吸数は減ります。活動時に働きが強まる交感神経は気道を広げる作用がありますが、副交感神経は気道を囲む平滑筋を収縮させ、気道を狭める作用があるのです。

また、明け方4~5時頃は急激な気温低下がみられる傾向があります。その気温差が気道の収縮を引き起こす刺激になるおそれがあります。

さらに、分泌物の影響もあります。気道からは絶えず粘液が分泌されています。日中は無意識に飲み込んだり、吐き出したりしていますが、横たわって寝ていると気管支のなかにたまりやすくなります。それもまた気道を刺激する要因となります。

このほかにも、炎症を抑える働きをもつホルモンの分泌量が夜間は低下すること、ハウスダストなどのアレルゲンにさらされ続けることなど、さまざまな要因が、夜間の症状悪化に影響します。

季節の変わり目も発作が出やすい

ぜんそくの症状の現れ方は、季節や気候とも関係します。春や秋など、季節の変わり目は日々の寒暖差が大きくなりがちです。朝晩の冷え込みが強く、日内の気温差が大きくなる日も少なくありません。夏場には空調の冷気、冬場には乾燥が刺激になったり、空調の効いた部屋から外に出たときの気温差が刺激となったりすることもあります。また、台風や寒冷前線の接近・通過時などは気圧の変化が大きくなります。

急激な気温や気圧の急変が刺激となり、症状が急に強まって発作が現れることも多いのです。

用語解説

自律神経　状況に応じて体を最適な状態に調整するために働く神経系。活動時に働きが強まる交感神経と、安静時や夜間に働きが強まる副交感神経から成り立っている

発作が起こりやすいタイミング

ぜんそくの症状の起こりやすさは、時間帯や時期による違いもみられます。

深夜から明け方の就寝中

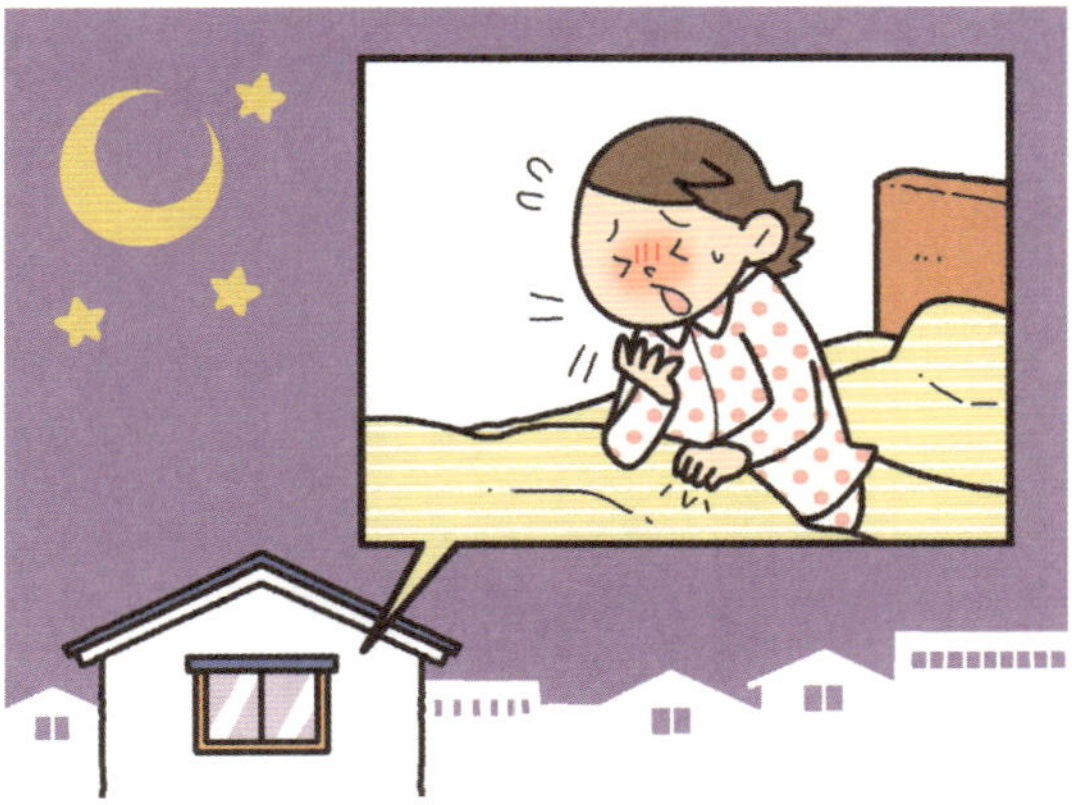

夜間、安静にしているときに症状が出やすいのはぜんそくの特徴のひとつ

台風の接近・通過時

不安定な天候

気温、気圧の急な変化は気道を刺激しやすい

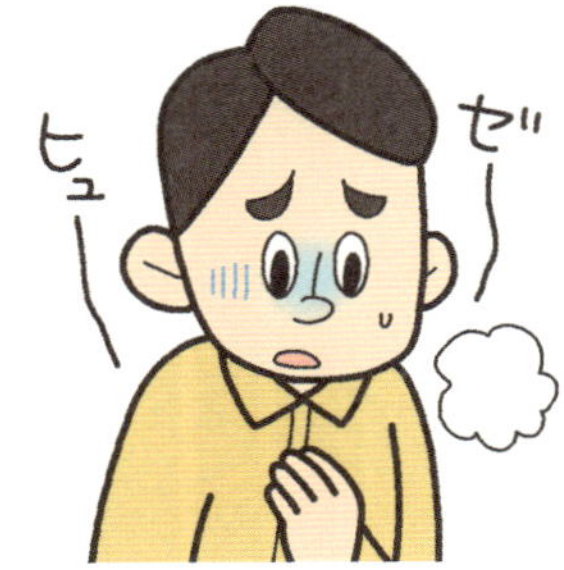

季節の変わり目

天候が不安定になりがちな時期は要注意。春先はスギ、ヒノキ、秋口はブタクサなどの花粉が飛散する影響で、症状が悪化しやすくなることも

梅雨時など

湿度が高い時期は、アレルゲンになりやすいダニやカビの発生が増えやすいので要注意

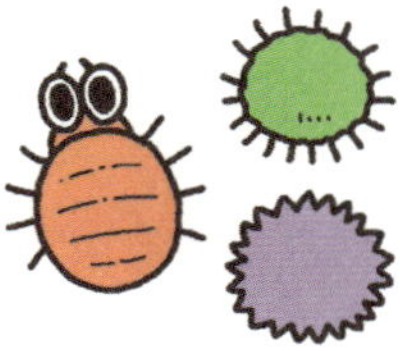

発作のくり返しは重症化をまねく

悪循環が起こりやすい

ぜんそくの発作は、発作を止める治療をすれば数分、長くても数時間でおさまります。軽い発作なら、そのまま薬を使わなくてもおさまることもあります。気管支の収縮がおさまって気道が広がれば空気は流れこむようになり、息苦しさはなくなるのです。

発作がおさまれば、「あの苦しさはなんだったのか」と思うほど楽になります。「もう大丈夫」と安心するでしょう。しかし、気道の炎症自体は続いています。ささいな刺激で気管支が収縮し、発作につながる状態は変わりません。症状がおさまったからと油断して放置していると、ささいな刺激で発作が起こり、そのたびに炎症が悪化し気道の過敏性が高まるという悪循環から抜け出ることができません。

やっかいな「気道のリモデリング」

発作時には上皮細胞がはがれ落ち、気道の内側は傷つきます。そうなると、くすぶり続けている炎症はさらにひどくなり、ますます刺激に反応しやすくなります。

発作後、しばらく時間がたてば傷はきれいに修復されますが、頻繁に発作が起こると修復が間に合いません。前の傷が治りきらないうちに新しい傷ができるため、気道の粘膜が傷だらけになっていきます。基底膜が厚くなり、その下の平滑筋も厚くなった不完全な状態で気道が再生されるため、気道粘膜が分厚く、凸凹の状態になってしまうのです。

これを「気道のリモデリング」といいます。

気道のリモデリングを防ぐには、発作を起こさないように治療を進めなければなりません。

気道のリモデリングの進み方

傷ついた組織は再生されますが、傷が絶えないと元の姿には戻らなくなります。こうした状態をリモデリング（「再構築」という意味）といいます。

症状の悪化・発作の出現

症状や発作はおさまっても、炎症は治りきっていない

↓

気道上皮の障害

気道粘膜の損傷により、知覚神経の末端が露出して、咳反射（→P22）が起こりやすくなるなど、気道過敏性が高まる

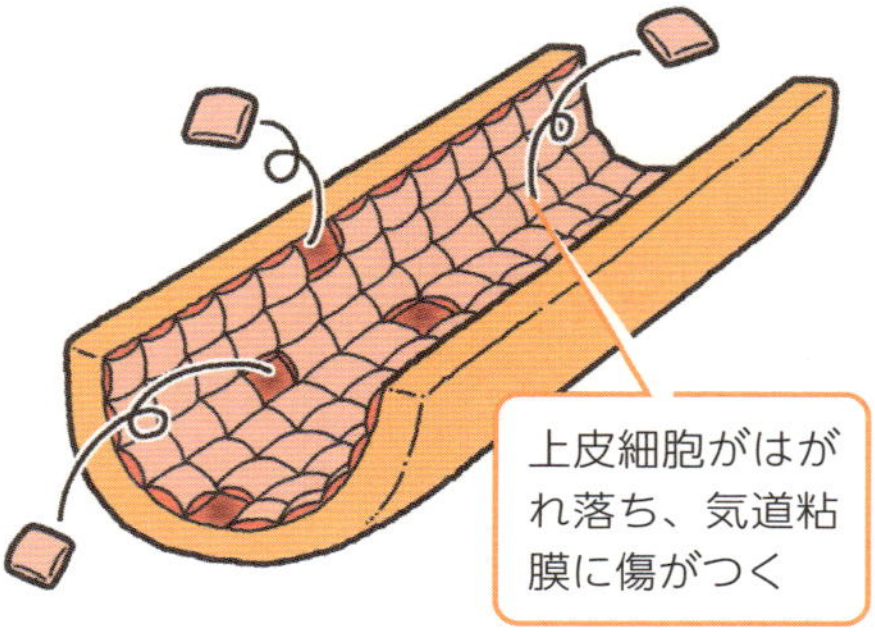

→

再生の途中で症状の悪化・発作が起こる

治りきらないまま気道がさらに傷つき、過敏性が増す

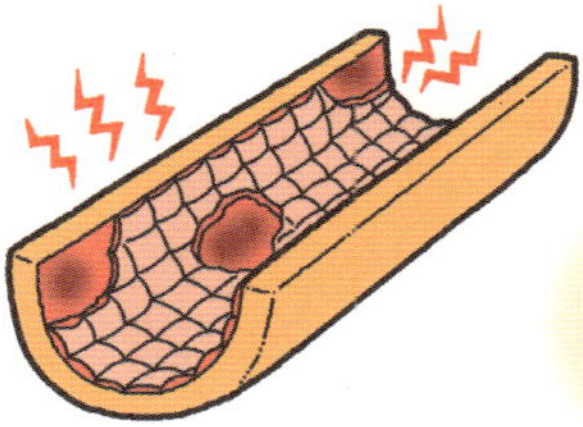

↓

不完全な形で再生が進む

気道の壁が厚くなり、症状が出やすくなる

↓

気道リモデリング

気道の壁はますます厚く狭くなり、元に戻らなくなる

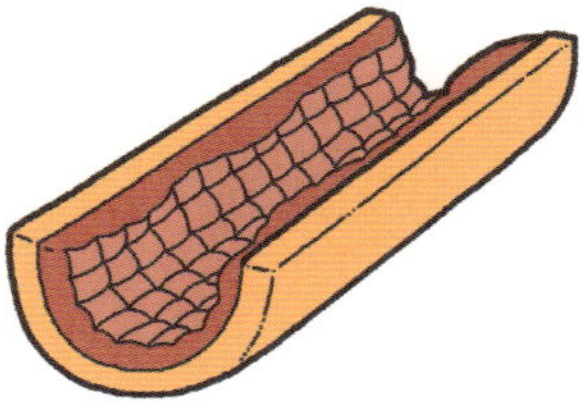

ぜんそくと免疫、アレルギーの関係

免疫の過剰な働きがもたらすアレルギー反応

ぜんそくの気道に炎症が続く要因のひとつとなっているアレルギー反応は、免疫システムが過剰に働くことで生じます。

免疫細胞は、体に有害な物質があることを認識すると直接攻撃を始めたり、専用の武器をつくりだしたりします。免疫細胞が排除すべき「敵」と認識したものを抗原、専用の武器を抗体といいます。免疫システムは抗原を記憶し、再度侵入したらすぐさま抗体をつくり撃退できるようになっています。健康を守るための巧みなシステムです。

しかし、排除しなくてもよいものまで敵とみなして攻撃を始めたり、専用の武器となる抗体がつくられたりするようになると、困ったことが生じます。「敵」を見つけるたびに免疫システムが排除に働き始めるため、炎症は止まりにくくなります。これがアレルギー反応です。

アトピー型と非アトピー型がある

アレルギー反応を引き起こす抗原はアレルゲンといわれます。ぜんそくには、特定のアレルゲンに対して専用の抗体が大量につくられるアトピー型と、専用の抗体はみられず、アレルゲンがなにか判明しにくい非アトピー型があります。子どものぜんそくの大多数、大人でも過半数はアトピー型です。

ただ、どちらのタイプでも、気道に入り込んだ「敵」を排除するために炎症を強める物質が放出されたり、気道の収縮が起こったり、粘膜から粘液を多量に分泌して洗い流そうとしたりする反応が起こります。こうした免疫システムの働きすぎが、咳や痰、呼吸困難につながるのです。

ぜんそくの2つのタイプ

ぜんそくは、慢性炎症の原因となるアレルゲンが特定されているかどうかで、２つのタイプに分けることができます。

非アトピー型ぜんそく

アレルゲンが特定できないタイプ。ウイルス感染などを引き金に、免疫システムが暴走して反応を起こす

- 自然免疫の暴走
- 中高年で発症したぜんそくの多くはこのタイプ
- 肥満は、非アトピー型ぜんそくの発症リスクを高める

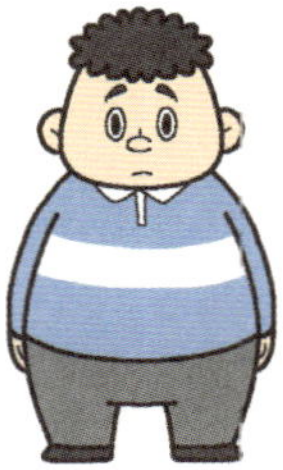

肥満は全身の慢性炎症をまねく要因として、その危険性が注目されている

アトピー型ぜんそく

特定のアレルゲン（抗原）が、ぜんそくの発症・悪化の引き金になるタイプ。アレルゲンを空気と一緒に吸い込むことにより、気道の粘膜にアレルギー反応が起こる

- 空気中に含まれる吸入アレルゲンにより、症状が引き起こされる
- 低年齢で発症することが多い
- アレルギー体質が関連する

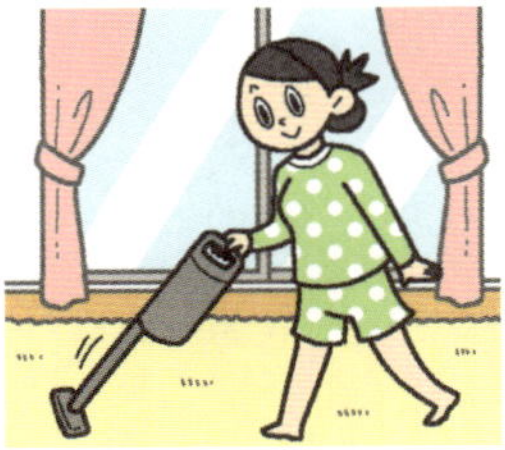

アレルゲンを特定し、身のまわりから減らす取り組みが必要

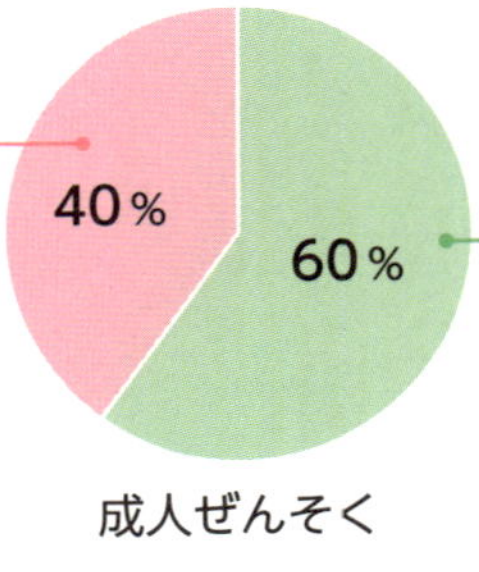

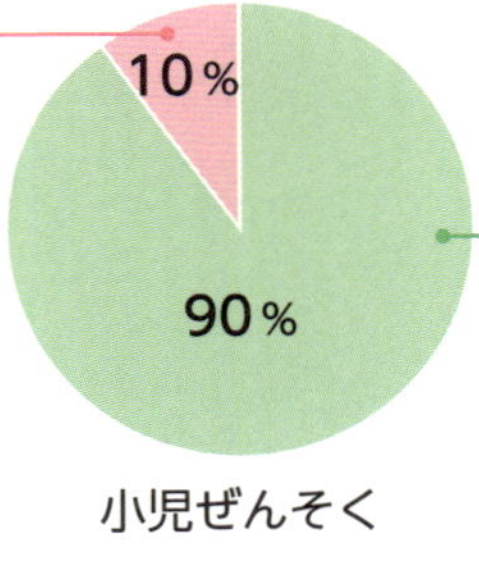

アトピー型にみられる2つのアレルギー反応

アトピー型のぜんそくのアレルゲンとして最も多いのはダニですが、カビ、ペットのフケなどがアレルギー反応を引き起こすこともあります。「ハウスダスト」といわれる家のほこりの中に、これらのアレルゲンが含まれていることもあります。

アトピー型ぜんそくの場合、発作につながるアレルギー反応は2段階に分けてとらえられます。アレルゲンを吸入して間もなく現れる「即時型ぜんそく反応」と、数時間後に現れる「遅発型ぜんそく反応」の2つです。

吸い込んですぐに現れる即時型の反応

即時型の反応は、アレルゲンが入り込んだ数分後、遅くとも30分前後くらいまでの間に起こり、喘鳴、呼吸困難、咳などの症状が生じます。即時型の反応には、特定のアレルゲンに対する専用抗体であるIgE抗体がかかわっています。

IgE抗体は、マクロファージという免疫細胞がハウスダストやダニなどのアレルゲンを食べ、その情報をもとに、ヘルパーT細胞*がB細胞に指令を出してつくらせるもの。この抗体ができるかどうかは体質によるところが大きく、IgE抗体をつくりやすい体質は「アレルギー体質」と呼ばれます。

IgE抗体はマスト細胞にくっつき、次の侵入に備えます。そして再び入り込んだアレルゲンがその抗体に結合すると、マスト細胞が活性化。アレルゲンを排除するためにロイコトリエン、プロスタグランジン、ヒスタミンなどの物質がつくりだされます。これらの物質は、気道の平滑筋を収縮させたり、粘膜をむくませたりする作用があり、症状の出現をまねきます。

ここまでが即時型のぜんそく反応で、抗原抗体反応ともいわれます。

用語解説 ヘルパーT細胞　ほかの細胞に働きかけ、免疫反応を強める作用をもつ。さまざまな種類があるが、B細胞に抗体をつくらせるのは主にヘルパーT２細胞（Th2細胞）

即時型ぜんそく反応の起こり方

アレルゲンを吸入して間もなく生じる症状は、専用の武器としてつくられたIgE抗体と、アレルゲンが結合することで生じる抗原抗体反応の現れです。

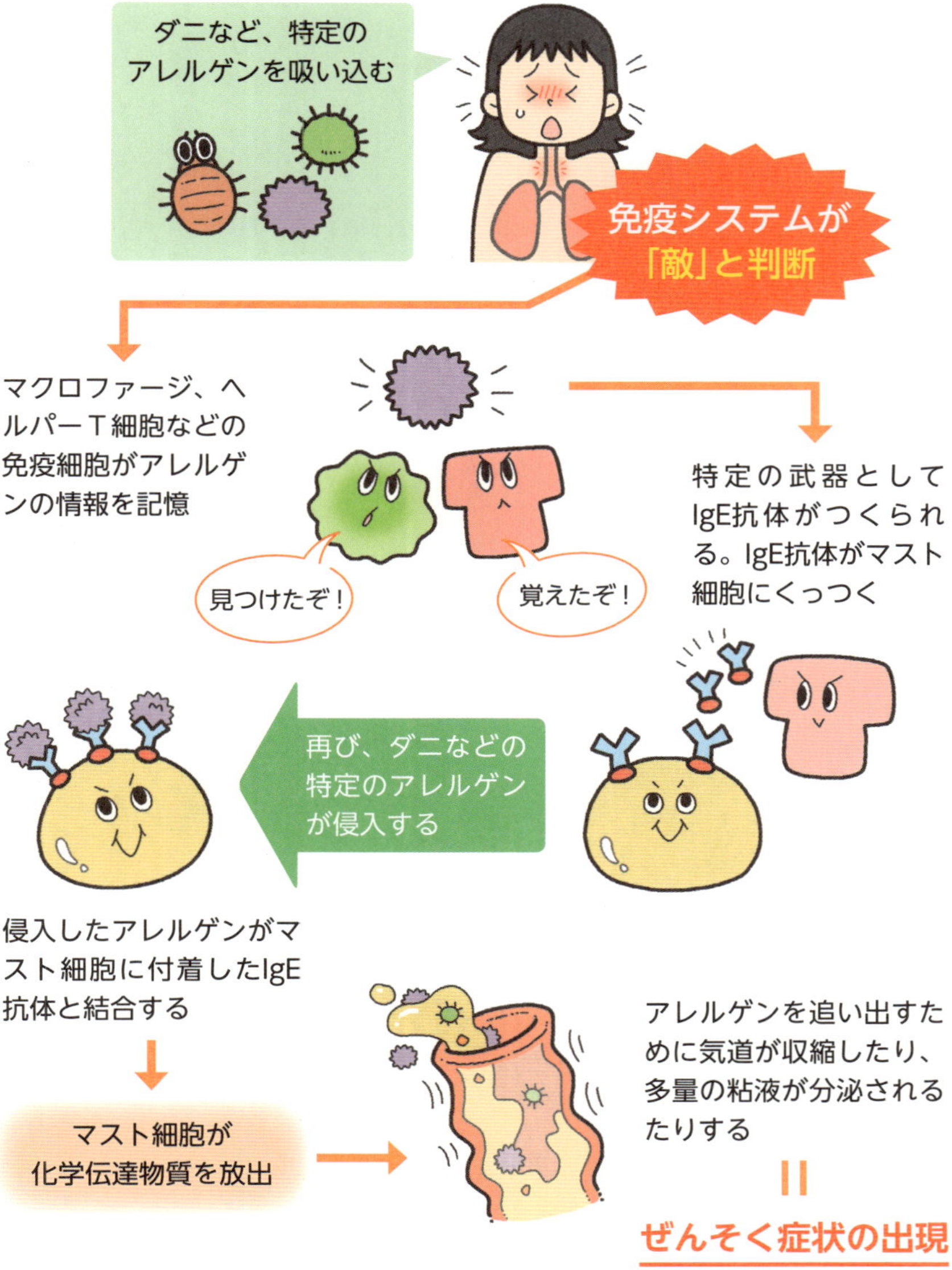
ダニなど、特定のアレルゲンを吸い込む
免疫システムが「敵」と判断
マクロファージ、ヘルパーT細胞などの免疫細胞がアレルゲンの情報を記憶
見つけたぞ！
覚えたぞ！
特定の武器としてIgE抗体がつくられる。IgE抗体がマスト細胞にくっつく
再び、ダニなどの特定のアレルゲンが侵入する
侵入したアレルゲンがマスト細胞に付着したIgE抗体と結合する
マスト細胞が化学伝達物質を放出
アレルゲンを追い出すために気道が収縮したり、多量の粘液が分泌されるたりする
＝
ぜんそく症状の出現

遅発型の反応の主役は好酸球

アレルゲンが入り込んですぐに起こる即時型の反応は、アレルゲンの侵入が断たれれば、通常1〜2時間程度でおさまります。

しかし、半数以上の例で3〜8時間後に再び同じような症状が現れます。これが遅発型ぜんそく反応です。

遅発型の反応にも各種の免疫細胞がかかわりますが、主役となるのは「好酸球」です。即時型の反応がおさまってホッとしたのもつかの間、今度は大量の好酸球が気道に集まってきます。マスト細胞やヘルパーT細胞（ヘルパーT2細胞）がつくりだすサイトカイン*などが、好酸球を呼び寄せるのです。

好酸球は、寄生虫などの排除に役立つ免疫細胞です。その役割を果たすために、好酸球には細胞を破壊したり、細胞死を促したりする作用をもつタンパク質やサイトカインをつくりだし、放出する働きがあります。

寄生虫を排除するには必要な働きですが、排除するべき本当の敵がいない状態では、気道を傷つけるだけになってしまいます。

気道の過敏性が高まる

好酸球が集まり、活性化することで気道の上皮細胞がはがれやすくなり、神経がむき出しになることで気道の過敏性が増し、過剰な反応が起こりやすくなります。また、好酸球はロイコトリエンという物質を放出し、気道を収縮させやすくする作用もあります。こうして起こるのが遅発型のぜんそく反応です。

アトピー型のぜんそくは、アレルゲンの侵入を機に始まるIgE抗体がかかわる即時型の反応と、ヘルパーT2細胞などが呼び寄せた好酸球を中心にした遅発型の反応をくり返すうちに炎症が進行し、症状が悪化していきます。

用語解説　サイトカイン　主に免疫細胞がつくりだすタンパク質。他の細胞に情報を伝える役割をもる。インターロイキン、インターフェロンなど、さまざまな種類がある

遅発型ぜんそく反応の起こり方

即時型ぜんそく反応は、アレルゲンから逃れれば症状はおさまりますが、数時間後にまた症状の出現がみられます。

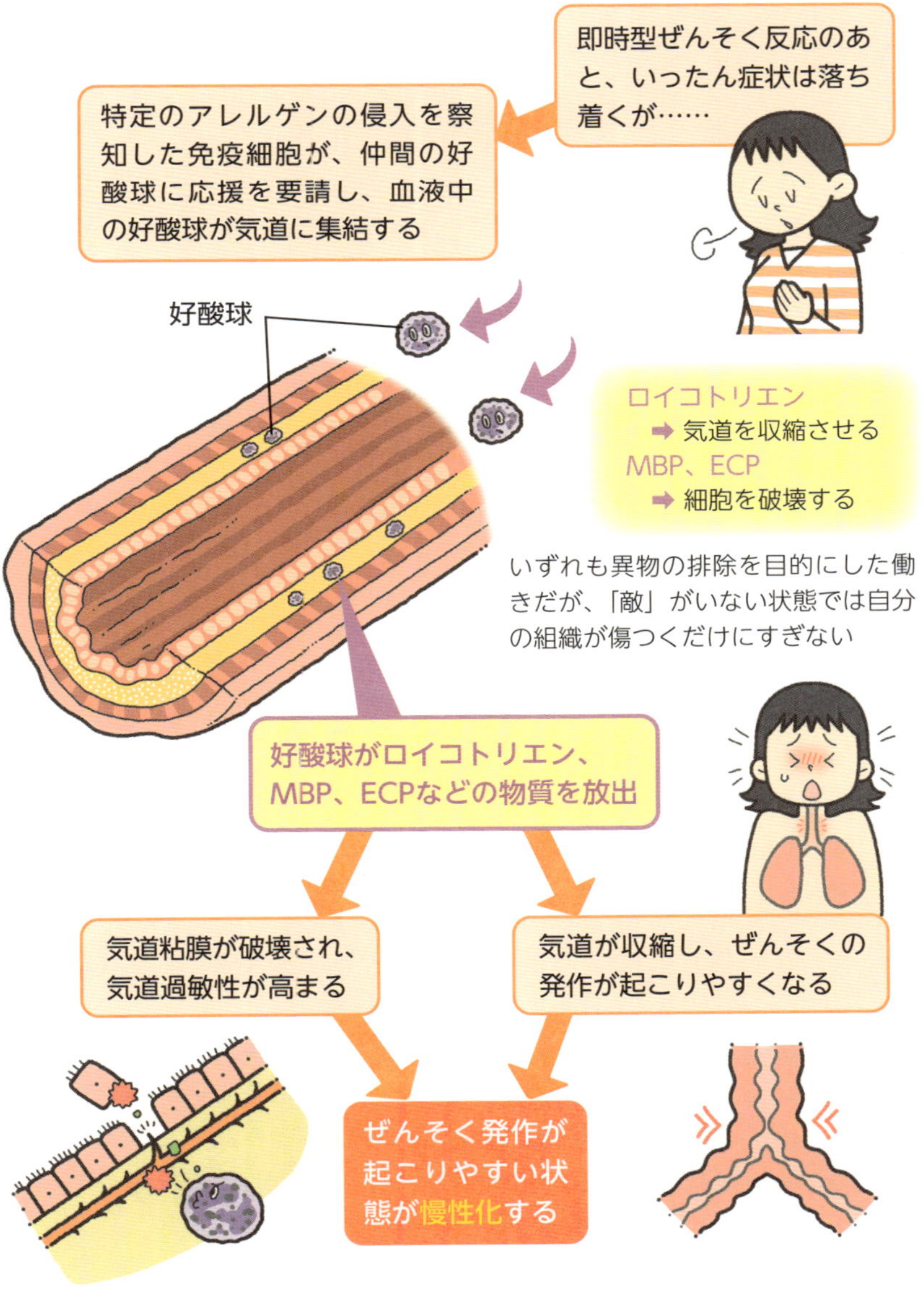
即時型ぜんそく反応のあと、いったん症状は落ち着くが……
特定のアレルゲンの侵入を察知した免疫細胞が、仲間の好酸球に応援を要請し、血液中の好酸球が気道に集結する
好酸球
ロイコトリエン
➡ 気道を収縮させる
MBP、ECP
➡ 細胞を破壊する
いずれも異物の排除を目的にした働きだが、「敵」がいない状態では自分の組織が傷つくだけにすぎない
好酸球がロイコトリエン、MBP、ECPなどの物質を放出
気道粘膜が破壊され、気道過敏性が高まる
気道が収縮し、ぜんそくの発作が起こりやすくなる
ぜんそく発作が起こりやすい状態が慢性化する

非アトピー型にも免疫システムが関与

　非アトピー型のぜんそくの患者さんの血液中には、特定のアレルゲンに対する専用の抗体、特異的IgE抗体はほとんどみられません。アトピー型とは違い、症状悪化に結びつくアレルゲンがはっきりしないのです。

　しかし、非アトピー型のぜんそくについても、免疫システムが症状の発現や悪化にかかわる点はアトピー型と同じです。

　免疫の働きは、特定の抗原に対する抗体をつくり、的を絞って撃退していく「獲得免疫」と、あやしいものは手当たりしだいに撃退していく「自然免疫」の2パターンがあります。

　アトピー型ぜんそくの発症には、獲得免疫が深くかかわっていますが、非アトピー型のぜんそくは、自然免疫の働きすぎが炎症の持続につながると考えられます。その流れをみていきましょう。

やはり主役は好酸球

　ウイルスや細菌、各種の刺激物質などが気道に入り込み、細胞のすき間から侵入しようとすると、ただちに免疫システムが作動し、各種の免疫細胞が働き始めます。まず、マクロファージや好中球が現場に駆けつけて対応にあたるとともに、2型自然リンパ球*が「もっと応援隊を送れ」と、指令役となるサイトカインをつくりだします。それに呼応して、どっと集まってくるのが好酸球です。

　あとは、アトピー型の遅発型ぜんそく反応と同じです。各種のサイトカインが好酸球を呼び寄せ、好酸球が集まって働きすぎることで、気道の粘膜を傷つき、炎症はなかなかおさまらなくなるのです。

　こうした一連の炎症反応は、「2型炎症」といわれます（↓P64）。アトピー型でも非アトピー型でも起こりうる好酸球の働きすぎが、気道の慢性炎症に深くかかわっていると考えられます。

用語解説　**2型自然リンパ球**　異物とみれば働き出す自然免疫において重要な役割をもつ自然リンパ球のうち、主に好酸球に働きかけるサイトカインをつくるものを指す

やっかいな好酸球の働き

アトピー型にしても非アトピー型にしても、好酸球の働きが炎症の慢性化に大きく影響しています。

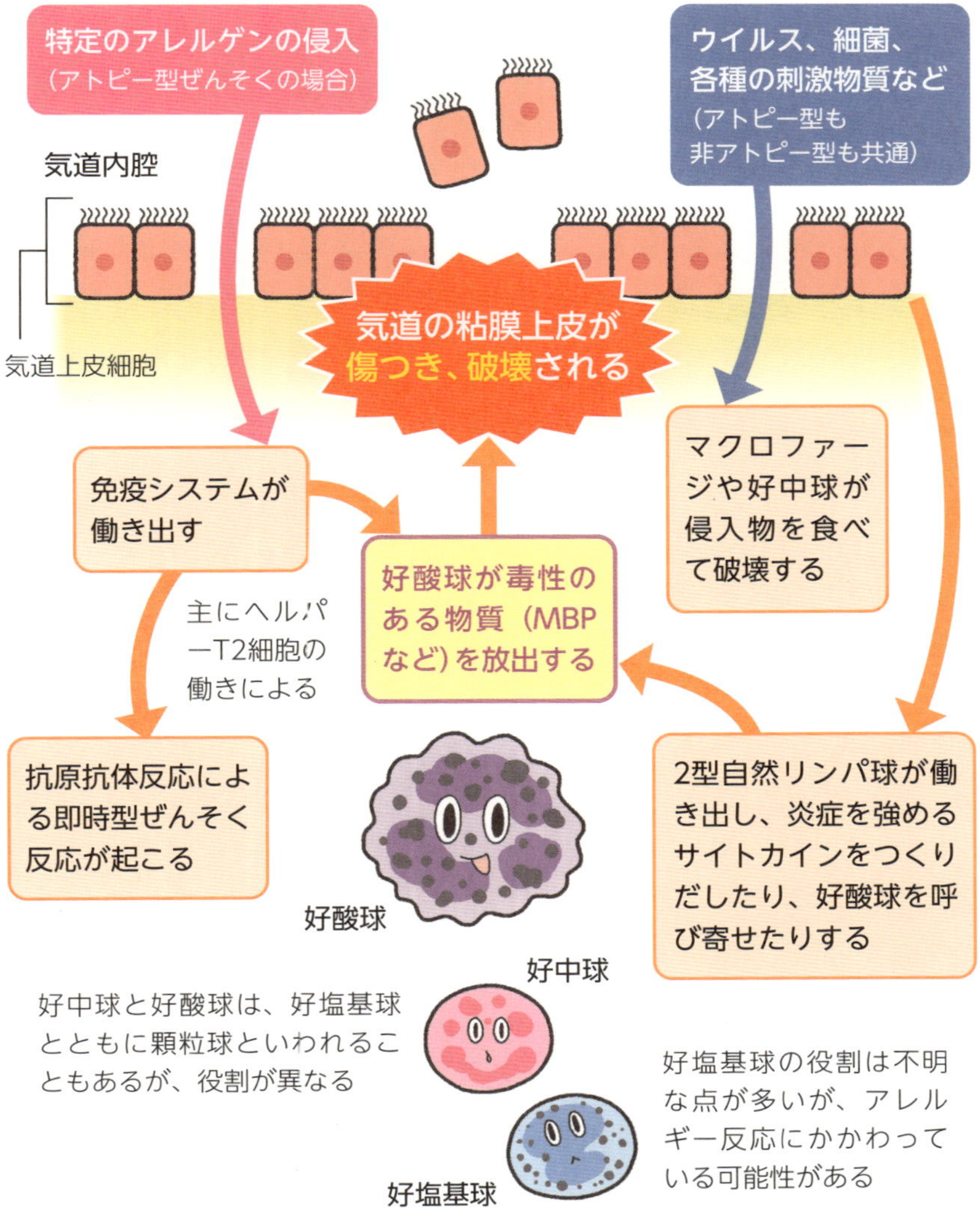

ぜんそくにはいろいろな呼び名がある

年齢、症状、原因で呼び名が変わる

ぜんそくは、特定のアレルゲンの有無による分類などのほかにも、子どもにみられるぜんそくは「小児ぜんそく」、大人の場合は「成人ぜんそく」と、年齢によって区別して呼ばれることがあります。小児でも成人でも、ぜんそくはぜんそくであり、同じ病気ではあるのですが、子どもと大人では発症のしかた、発症にかかわる要因や薬物療法の進め方などに少し違いがみられます。診療科が違うこともあるので、区別して取り扱われているのです。

「小児」というと中学生くらいまでのように思う人も多いでしょう。しかし日本小児科学会では、小児科で診療する対象年齢を「成人するまで」としています。

症状の現れ方によっては「咳ぜんそく」と診断されることもあります。咳ぜんそくの症状は慢性的な咳だけですが、そのうちほかの症状も増え、本格的なぜんそくに移行していく場合もあります（→P54）。

仕事で扱う物質がアレルゲンとなり、ぜんそくが生じている場合には「職業性ぜんそく」ということもあります。食品製造所での小麦粉、そば粉、製材所での木くずなどがその例です。

運動をするとぜんそく発作が起こるという場合には、「運動誘発ぜんそく」と呼ばれます。多くは運動を始めて数分で起こり、運動を中止すれば30分ほどで自然におさまります。

アスピリンや、ＮＳＡＩＤｓ（非ステロイド性消炎鎮痛薬）などの解熱消炎鎮痛薬の服用が、ぜんそくの発症や症状悪化の原因になることもあります。その場合には「アスピリン（ＮＳＡＩＤｓ過敏）ぜんそく」と呼ばれます。

用語解説　NSAIDs　non-steroidal antiinflammatory drug（s非ステロイド性消炎鎮痛薬）の略。エヌエスエイド、エヌセイズなどと呼ばれる

いろいろなぜんそく

それぞれ特徴はありますが、気道の慢性的な炎症と気道過敏性がみられるという本質は同じです。

咳ぜんそく

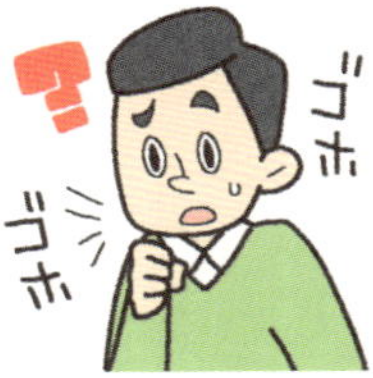

喘鳴や発作はなく、咳だけが長く続いている状態(→P54)

成人ぜんそく

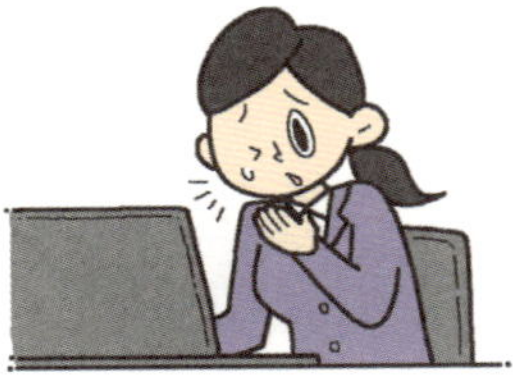

成人にみられるぜんそく。大人になって初めて発症する人が多い

小児ぜんそく

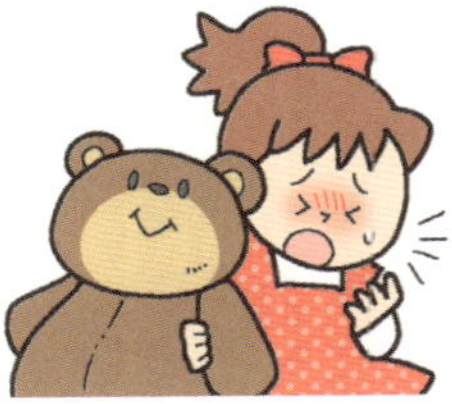

多くは治るが約3割は成人ぜんそくに移行していく

職業性ぜんそく

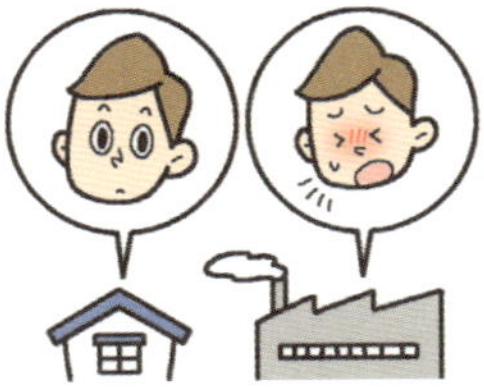

仕事で扱う物質がアレルゲンとなって起こる

運動誘発ぜんそく

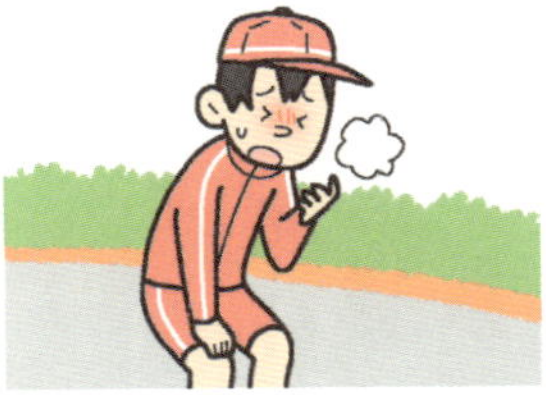

運動を始めて数分で起こる。流れ込む息の量の変化などが刺激となる

アスピリンぜんそく

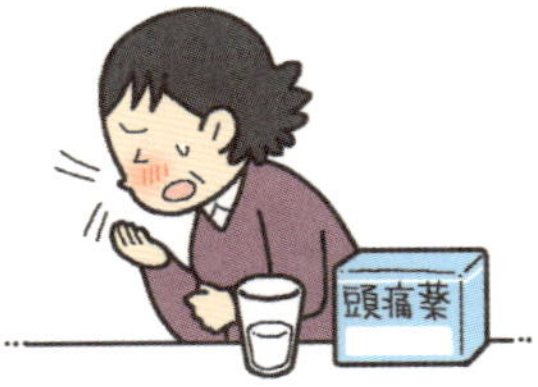

アスピリンや、NSAIDs（非ステロイド性消炎鎮痛薬）などの使用で誘発されるぜんそく(→ P 57)

咳ぜんそくとはなにか

慢性的に咳が続く

風邪をひいたあとなど、いつまでも咳が残って困っている場合、「咳ぜんそく」と診断されることがあります。

咳ぜんそくは、喘鳴や呼吸困難はなく、痰もほとんど出ません。咳が唯一の症状です。

咳の出方はぜんそくとよく似ています。夜間から明け方にかけて出ることが多く、ひどいときには横になって寝ていることもできません。季節の変わり目、冷気や気温差、気圧や湿度の急激な変化などで症状が悪化しやすい点も、ぜんそくと同じです。進行すると、タバコの煙などの刺激に反応して咳き込む、激しく咳き込んで会話ができなくなる、胸が痛くなる、ときには吐いてしまうなどということもあります。

3〜4割はぜんそくに移行

咳ぜんそくの患者さんの気道の粘膜には、ぜんそくの患者さんと同じように好酸球が増えていることが多いことが知られています。気道に炎症がみられ、気道の過敏性が高くなっています。

このようなことから、咳ぜんそくは、ぜんそくの一種、あるいは前段階と考えられています。数ヵ月以上、ときには数年も咳が続いていても「咳だけだから」と見過ごしている人もいますが、放置していれば咳ぜんそくの3〜4割が、本格的なぜんそくに移行するといわれます。

咳ぜんそくは慢性の咳の原因疾患として、日本ではもっとも多い病気ですが、咳を主症状とする病気はほかにもいろいろあります。きちんと診断を受けたうえで、治療に進みます。

咳ぜんそくの特徴

咳だけが唯一の症状であり、放置されがちですが、放置しておくと気道の過敏性が高まり、ぜんそくに移行するおそれがあります。

乾いた咳が
1ヵ月以上続く

風邪の後に起こる
ことが多い

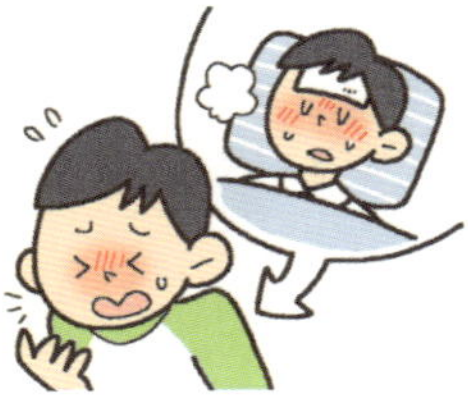

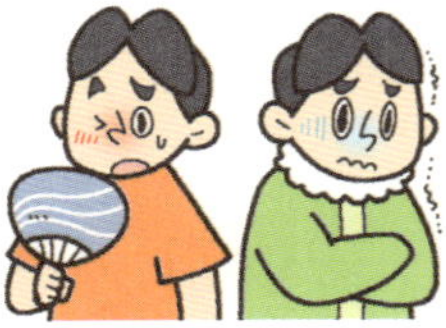

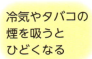

寒暖の差が大きいと
咳が出やすい

市販の風邪薬や
咳止めが効かない

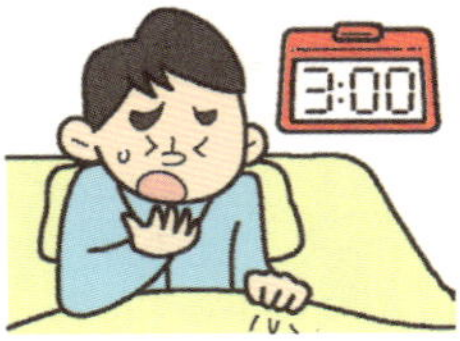

夜中から明け方に
かけて咳き込む

冷気やタバコの
煙を吸うと
ひどくなる

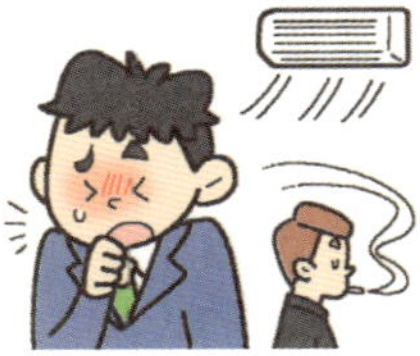

会話中や電話中、
運動中などに
咳き込みやすい

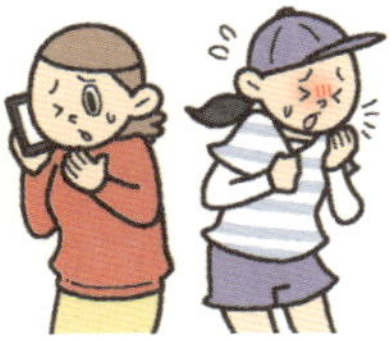

咳ぜんそくによく似た病気

慢性的な咳が続く病気のうち、症状は咳だけで、痰、息苦しさ、胸やけなどの症状がないものには、咳ぜんそくのほかアトピー咳嗽があります。特定のアレルゲンに対するアレルギー反応として咳だけが出るもので、気管支の収縮はみられず、ぜんそくへの移行は少ないとされます。症状だけでは咳ぜんそくと区別しにくいのですが、ぜんそくや咳ぜんそくには効果を発揮する気管支拡張薬が効かない場合には、アトピー咳嗽と考えられます。

成人ぜんそくの特徴

中年以降の発症が目立つ

近年、大人のぜんそく患者さんが増えているという話は第1章で示したとおりです（↓P18）。成人といっても幅がありますが、年齢が高くなればなるほど、子どもの頃からぜんそくだったという人は減り、大人になってから発症したという人が増えます。少々古いデータになりますが、2003年に厚生労働省が実施した「保健福祉動向調査」から、その傾向は明確にみてとれます。

とくに40～50代以降の患者さんは、大半が成人になって初めて発症した人で占められています。

ぜんそくで命を落とす人は減りましたが、ぜんそく死の大半は高齢者で占められています。高齢になるほどぜんそく死のリスクは高まります。ふだんのぜんそくの症状は比較的軽かったという人でも、突然の発作が死につながることもあるので、十分な注意が必要です。

非アトピー型も多い

成人ぜんそくの大きな特徴として、小児ぜんそくに比べて非アトピー型、つまり発症や症状悪化につながるアレルゲンは特定できないタイプが多いということが挙げられます。その割合は、成人ぜんそくの約40％とされます。小児ぜんそくから成人ぜんそくに移行した患者さんはアトピー型が多いと考えられますから、大人になってから発症した患者さんに多くみられるのが、非アトピー型といってもよいでしょう。

成人ぜんそくでは、5～10％の割合でアスピリンぜんそくがみられます。アレルギー体質ではない人に生じることもあるため、注意が必要です。

ぜんそくの発症年齢

下記のグラフは、現時点でぜんそくのような症状がある患者さんが、いつからそのような症状があるかを示したもの。中高年の患者さんの多くは、大人になってからの発症であることがわかります。

年齢別ぜんそく様《よう》症状の発症年齢

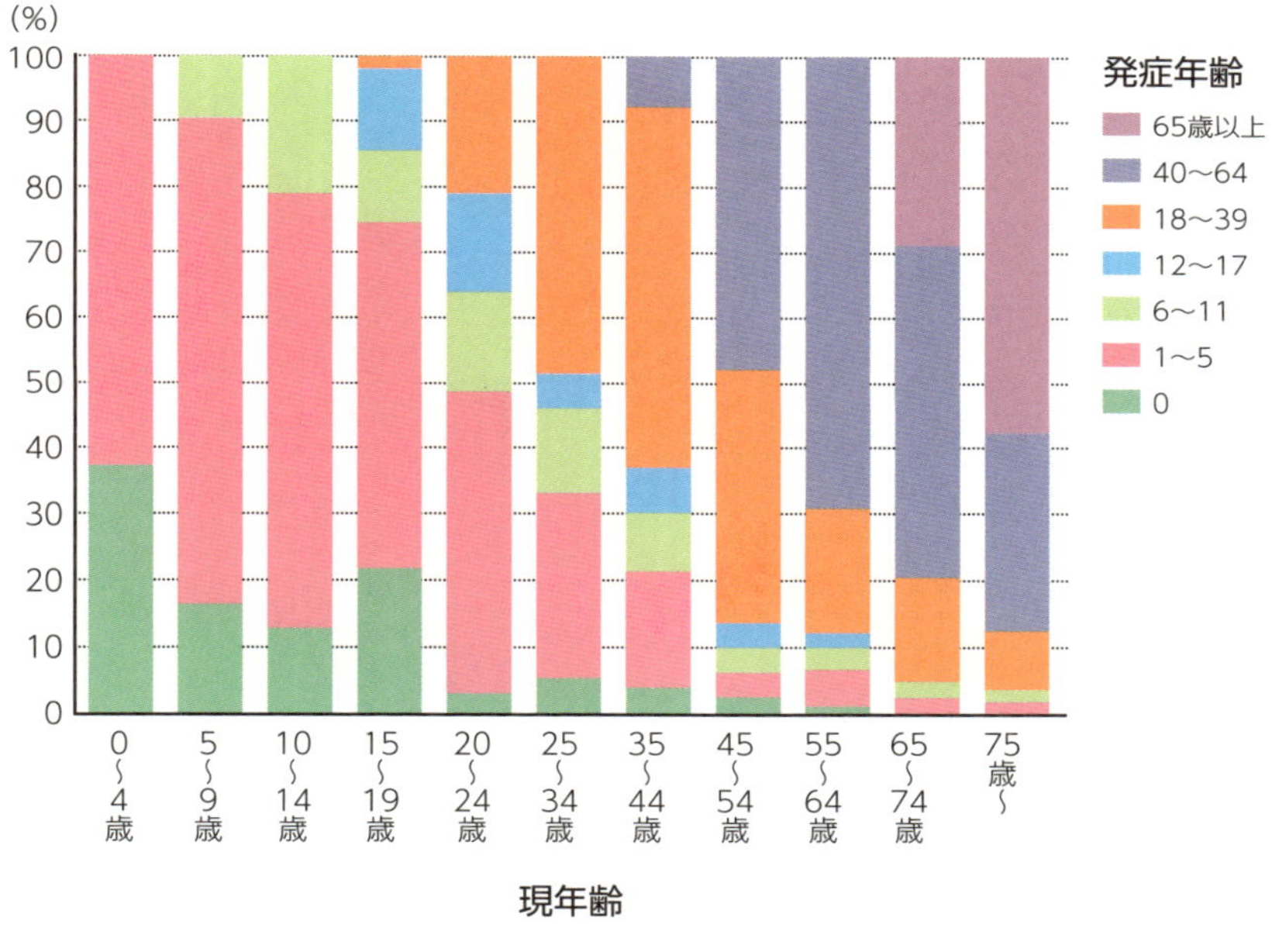

（厚生労働省「平成15年保健福祉動向調査の概況」より作成）

アスピリンぜんそくとは

アスピリンやNSAIDs（非ステロイド性消炎鎮痛薬）に対する過敏症とされ、ぜんそく発作や鼻づまりなどの症状が誘発されます。薬の使用時だけでなく、日常的にぜんそくの症状や鼻の症状に悩まされるようになるなど重症化することもあります。

これらの薬の服用中、気になる症状がみられたら医師、薬剤師に相談しましょう。アセトアミノフェンなど、ぜんそくをまねくおそれの少ない薬もあります。

発症の要因はさまざま

成人ぜんそくの起こり方はさまざまなパターンがあります。もともとアレルギー体質だったという人もいれば、そうではない人もいます。

大人になってから発症した人に多くみられる非アトピー型のぜんそくは、風邪やインフルエンザなどのウイルス感染が発症のきっかけになることが少なくありません。

成人ぜんそくを発症しやすい40~50代は、働き盛りの年代ともいえます。ストレスや過労が治りにくさに影響していることもあります。

また、肥満の影響も見逃せません。肥満はぜんそく発症のリスクを高め、症状を悪化させる要因になります。体脂肪が多すぎる状態が肥満ですが、体脂肪の増加は肥満細胞が大きくなっていくことと同義です。一方、大きくなりすぎた肥満細胞は死んでいきます。これを片づけるためにマクロファージなど免疫細胞が脂肪組織に集まりやすく、慢性的な炎症が続くと考えられています。

成人ぜんそくは慢性化しやすい

小児ぜんそくに比べ、成人ぜんそくは治りにくく慢性化しやすいのがやっかいなところです。非アトピー型が多く、原因ははっきりしないうえ、多忙な日々を送るうちに治療がおろそかになっていく人も多いからでしょう。

大人の生活の中には、ぜんそくの悪化につながるものがいろいろあります。その代表ともいえるタバコについていえば、喫煙率は年々低下していますが、それでもまだ喫煙を続けている人、身近に喫煙者がいる人は少なくありません。アルコールがぜんそくを誘発することもあります。化粧品や香水、ヘアスプレー、調理時の煙などが、気道を刺激することもあります。治療を続けていくことが、重症化を防ぐ鍵になります。

成人後にぜんそくを発症する人の傾向

成人ぜんそくは中高年になってからの発症が目立ちます。アレルギー体質でなくとも、複数の要因が重なれば発症、悪化の引き金になります。

- 過労が続いている
- 多忙な日々を送っている
- 心身のストレスが大きい
- 風邪をひきやすい
- 喫煙者または身近に喫煙者がいる
- 太っている
- 飲酒の習慣があり、飲酒量も多い

肥満が発症・症状悪化につながる理由

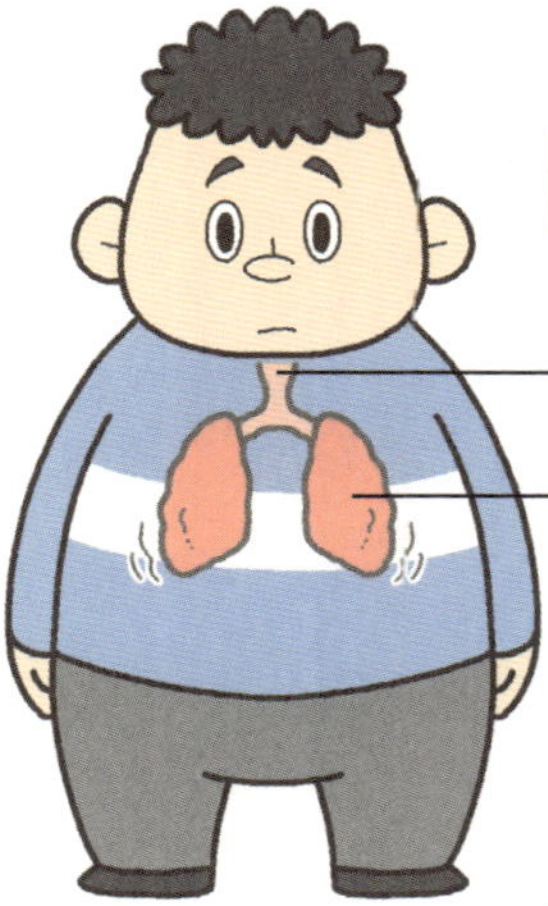

- 脂肪に圧迫され、気道が狭くなったり、肺が広がりにくく空気の量が少なくなりやすい
- 脂肪細胞が分泌するレプチンという物質には、炎症を強める作用がある
- 脂肪組織にはマクロファージなどの免疫細胞が集まりやすい

小児ぜんそくの特徴

ぜんそくかどうかすぐにはわからない

子どもが風邪をひくと、息をするときにゼーゼー・ヒューヒューと喘鳴のような音が聞こえることがあります。喘鳴はぜんそくの症状のひとつで、気道が収縮し、狭くなることで生じます。しかし、子どもの場合、ゼーゼーしているからといってぜんそくとは限りません、痰が絡んだり鼻が詰まったりしているだけのこともあります。子どもの気管や気管支は細くやわらかいため、ちょっとした刺激で気道が狭まったり、分泌物が増えたりしやすいのです。

はじめは「ぜんそく様《よう》気管支炎」と診断されることもあるでしょう。炎症が一過性のものであれば、やがて症状もおさまります。しかし、何度もそうした状態をくり返すうちに、いつの間にかぜんそくになっていたという例も少なくありません。

ほとんどがアトピー型

小児ぜんそくの90％以上はアトピー型で、生まれもったアレルギー体質が根底にあります。

多くは幼児期に発症しますが、中学生になる頃には症状が軽くなり、およそ60～70％は、成人になる前に症状がほとんどなくなるとされます。治癒を期待しにくい成人ぜんそくにくらべれば、小児ぜんそくは比較的治りやすいといえるでしょう。

とはいえ、小児ぜんそくのうち少なくとも30％程度は成人ぜんそくに移行します。いったんは症状が出なくなったものの、成人後に再発することもあります。その割合は、症状が消失した60～70％のうちのおよそ30％弱といわれます。

ぜんそくと長いつきあいになることもあるため、油断はできません。

ぜんそくを発症する子どもの傾向

ぜんそくは乳幼児期に発症することが多い病気です。家族にアレルギー体質の人がいる場合は、とくに注意が必要です。

アレルゲンの多くはダニ

ほこりがたまるところ、布団、クッションなどはダニが繁殖しやすい

9割がアトピー型

小児ぜんそくのほとんどはアレルゲンの特定が可能なアトピー型。原因を調べ、特定されたアレルゲンの除去に努めることが大事

乳幼児期の発症が多い

小児ぜんそくは、2歳までに60～70％が発症する

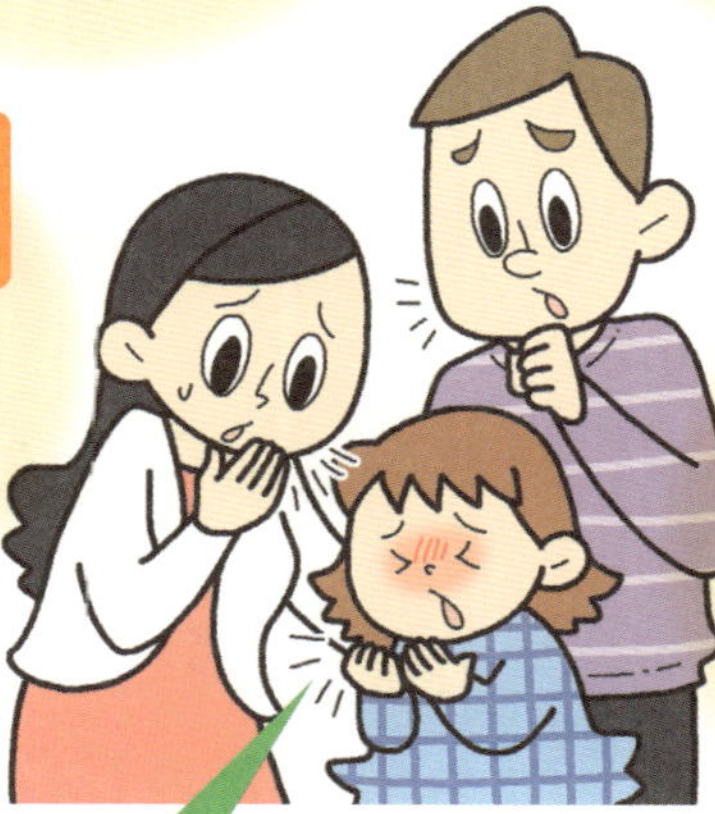

家族にアレルギー体質の人がいる

ぜんそくだけでなく、慢性的な鼻炎などがみられる人もアレルギー体質の可能性がある

子どもの気管支の特徴

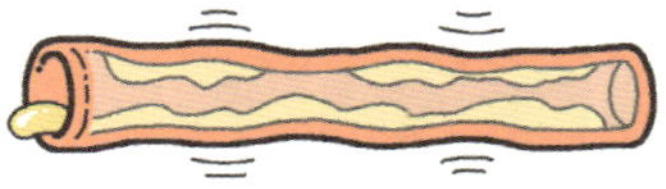

すぐにヒューヒュー、ゼーゼーしやすく、咳も出やすい

＼治りやすい／

きちんと治療していけば、成長とともに症状は出にくくなり、治療薬が不要になる場合もある

子ども特有のアレルギーマーチ

小児ぜんそくの根底にあるアレルギー体質は、ぜんそくだけでなく、さまざまなアレルギー疾患を引き起こすおそれがあります。アレルギー体質の子どもは、成長とともに次々と新たなアレルギー疾患が生じやすいのです。

乳児期にはアトピー性皮膚炎、幼児期に小児ぜんそく、学童期にはアレルギー性鼻炎を発症するというのが典型的なパターンで、次々と各種のアレルギー疾患が現れる様子は「アレルギーマーチ」と呼ばれます。

小児ぜんそくは、2〜3歳までに60〜70%、6歳までに80%以上が発症するといわれています。

ただし、アレルギー体質がみられる子どもの全員がぜんそくを発症するものではなく、必ずアレルギーマーチが引き起こされるわけでもありません。アレルギー疾患は、生まれつきの体質と環境要因が複雑に絡み合って発症するものだからです。

子どもの成長に合わせた管理を

小児ぜんそくのアレルゲンの90%は、ダニの死骸やフンだといわれています。こまめに掃除するなど、できるだけ生活環境からアレルゲンを取り除いていくことが、発症予防・症状の改善につながります（➡P114）。

3歳までに多くのアレルゲンを吸い込むと、ぜんそくを発症しやすくなるといわれます。乳幼児期はまわりの大人が子どもの様子をよく見て、いつもと違う様子があれば早めに受診するようにします。

学童期には子どもの行動範囲が広がります。親の目や手が届かないことも多くなります。ぜんそくとはどういう病気なのか、どんなときに起こりやすいか、症状が現れたときにどうすればよいか、子ども自身が自分の病気を理解し、自分で管理できるように教えていくことが大切です。

アレルギーマーチに注意

アレルギー体質の子どもの場合、次々とアレルギー疾患が現れるおそれがあります。ぜんそくもそのひとつです。

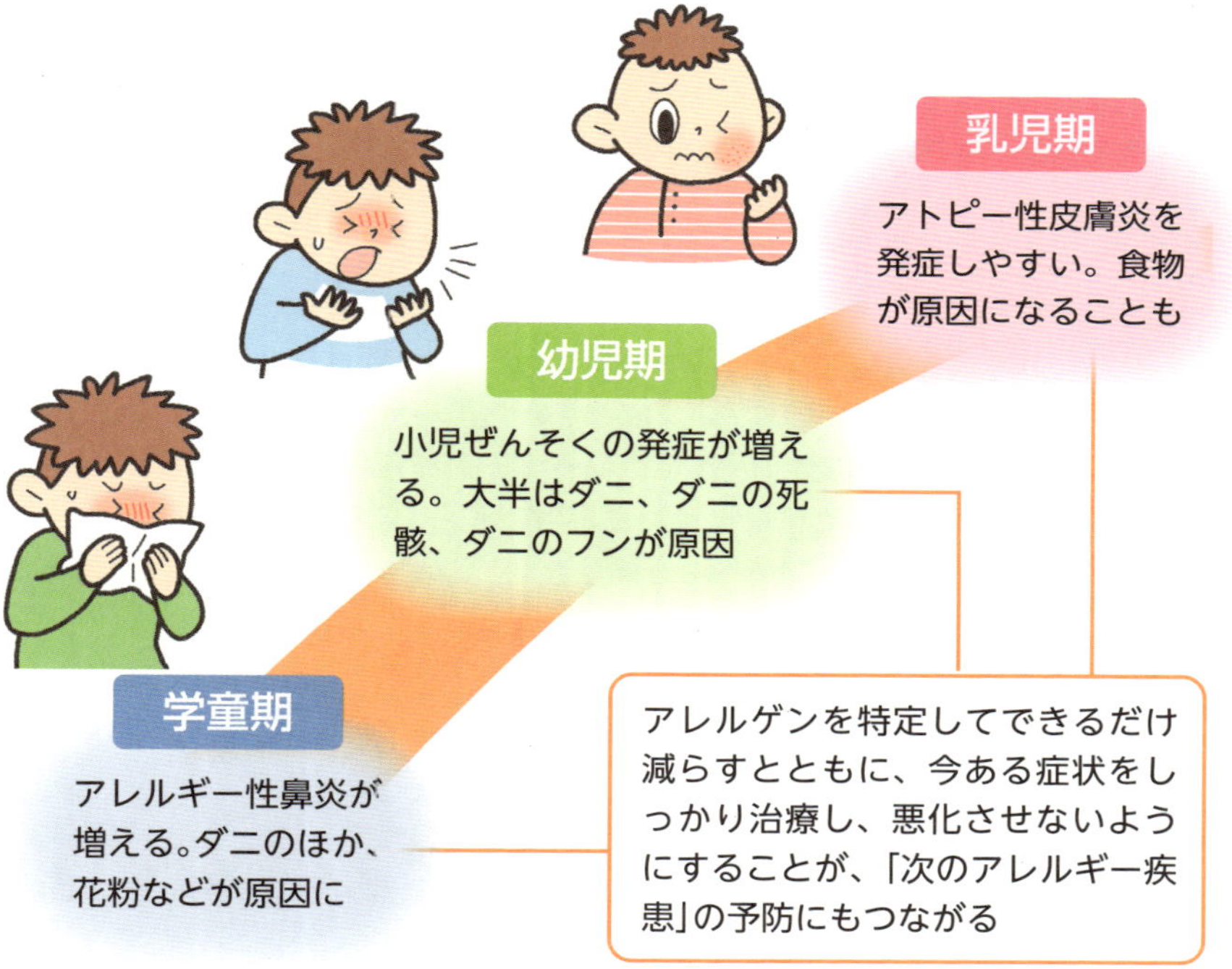
乳児期
アトピー性皮膚炎を発症しやすい。食物が原因になることも
幼児期
小児ぜんそくの発症が増える。大半はダニ、ダニの死骸、ダニのフンが原因
学童期
アレルギー性鼻炎が増える。ダニのほか、花粉などが原因に
アレルゲンを特定してできるだけ減らすとともに、今ある症状をしっかり治療し、悪化させないようにすることが、「次のアレルギー疾患」の予防にもつながる

子どものアレルギー有症率の変化

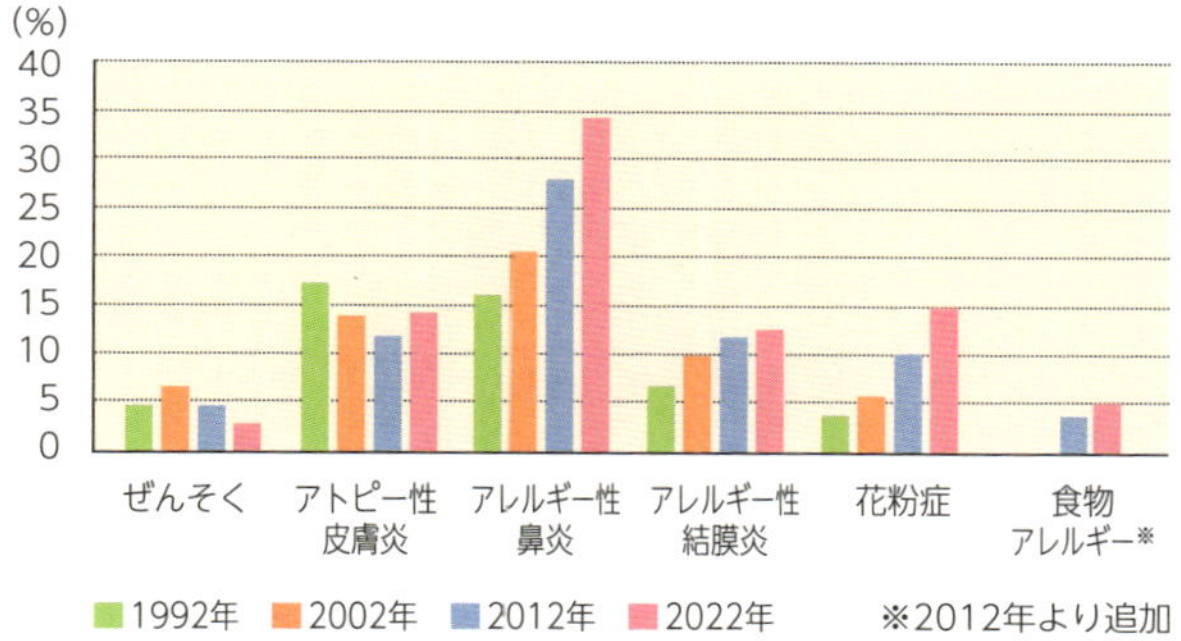
(%)
40
35
30
25
20
15
10
5
0
ぜんそく
アトピー性皮膚炎
アレルギー性鼻炎
アレルギー性結膜炎
花粉症
食物アレルギー※
1992年
2002年
2012年
2022年
※2012年より追加

(西日本小学児童アレルギー有症率調査による)

小児ぜんそくは減少傾向にあるが、アレルギー性鼻炎を中心に、アレルギー疾患自体は増えている。放置しておけば、大人になってからぜんそくを発症するおそれもあり注意が必要

Column

炎症のタイプが重要！ ぜんそくの新たな分類法

炎症にかかわる免疫細胞にはいくつもの種類があります。どのような細胞が中心になって働き、どのようなサイトカインが増えるかで、炎症を３つのタイプに分けてとらえるようになってきています。炎症を抑えるためには、炎症がどのように起こるのかをより詳しく知ることが重要だからです。

３つの炎症のタイプのうち、1型炎症ではヘルパーT1細胞（Th1細胞）と1型自然リンパ球（ILC1)、2型炎症ではヘルパーT2細胞（Th2細胞）と2型自然リンパ球（ILC2)、3型炎症ではヘルパーT17細胞（Th17細胞）と3型自然リンパ球（ILC3）が中心になって働きます。

ぜんそくと関係が深いのは2型炎症です。ヘルパーT2細胞がつくりだすサイトカインは、Ｂ細胞にIgE抗体をつくらせて抗原抗体反応を引き起こしたり、好酸球を呼び寄せたりします。2型自然リンパ球がつくりだすサイトカインは、直接的あるいは間接的に好酸球を呼び寄せます。こうして慢性的な炎症が続きやすくなるのです。

しかし、ぜんそくで起こる気道の炎症が、すべて2型炎症に当てはまるともいえません。なかにはヘルパーＴ17細胞が中心となって働き、好中球が活性化することで炎症が続いていると考えられる場合もあります。

そこで、炎症のタイプをもとに、ぜんそくを「タイプ２ぜんそく」「非タイプ２（低タイプ２）ぜんそく」の２つに分ける新たな分類法が用いられるようになってきています。

アトピー型か非アトピー型かという分け方は、ヘルパーT2細胞からの指令を受けてB細胞がIgE抗体をつくるかどうかが基準であり、炎症のタイプによる分類とは異なります。ややこしいのですが、従来の治療法が効きにくい場合、次の治療の手を考えるためには、サイトカインに着目することが重要です。それについては、また項を改めてお話しします（→P102)。

タイプ２ぜんそく

2型炎症がみられるぜんそく。好酸球の働きが強まる

非タイプ２（低タイプ２）ぜんそく

炎症の慢性化に2型炎症はあまりかかわっていない

第3章

ぜんそく治療の進め方

くり返される症状が
ぜんそくによるものであることが確かなら、
治療の開始と継続が必要です。
ぜんそく治療の基本は薬物療法です。
適切に薬を使いながら、症状のコントロールをはかります。

「長期管理」が重要なカギになる

ぜんそくは治るのか？

ぜんそくの正体を知れば知るほど、「どうやら手ごわい病気だ」という印象が強くなったという人も多いのではないでしょうか。症状が軽くなった、発作がおさまったからといって「治った」とはいえないのがぜんそくです。気道の炎症はずっと続いていますす。すぐに炎症がぶりかえし、そのたび治りにくくなっていくのですから油断は禁物です。

しかし、早い段階でぜんそくの存在に気づき、症状が出ないように薬を使ってコントロールしていけば、悪化を防ぐことができる病気でもあります。

ぜんそくの正体が判明している現在、治療の基本は「起こった発作への対処」から「炎症を鎮めて発作を防ぐこと」にシフトしています。自分の病気、自分の状態を把握しながら、長期的な管理を続けていくことが重要です。

治療の基本は発作を防ぐこと

ぜんそく治療は薬物療法を中心に進められますが、症状を悪化させる要因を極力減らす取り組みも必要です。疲れやストレスをためないこと、アトピー型ならアレルゲンへの対策などを心がけていきます（↓第4章）。

なお、第1章で記したとおり、ぜんそくの「発作」を医学的には「急性増悪」と呼ぶようになっています（↓P14）。ぜんそくの場合、自覚されることはなくても気道の炎症という症状はずっと続いています。ぜんそくの発作は突発的な現象ではなく、慢性的な症状が急激に悪化した状態である点を強調した表現です。本書で使う「発作」という言葉は、急性増悪のことととらえて読み進めてください。

ぜんそく発作は氷山の一角

咳や喘鳴、息苦しさなどの症状は、ぜんそくという病気全体のほんの一部、氷山の一角にすぎません。水面下の見えないところまで、対応していくことが必要です。

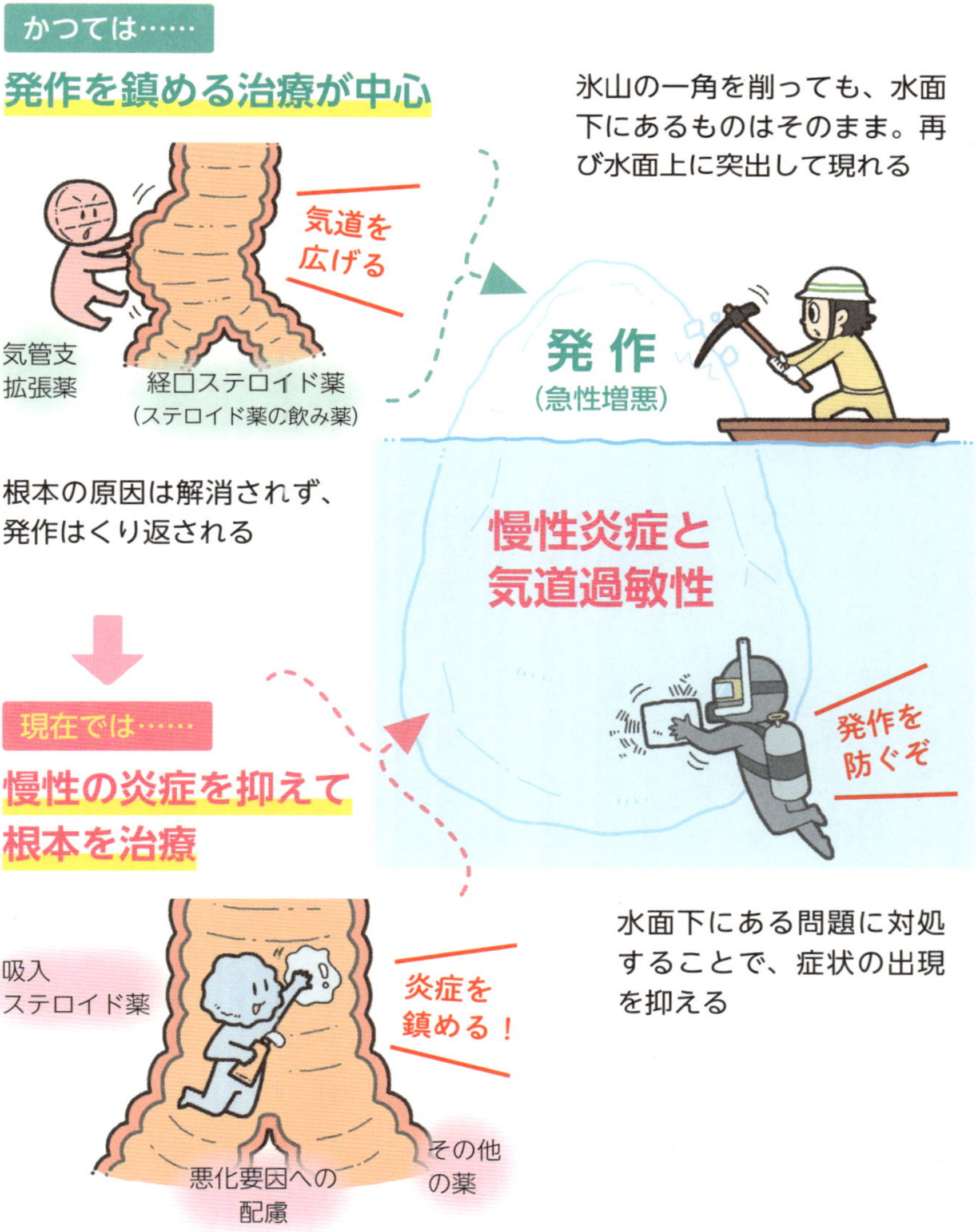

治療の目標を見定める

ぜんそくの症状をコントロールして悪化を防ぐ、発作が出ないようにしていく取り組みは、継続することが重要です。

ぜんそくの治療を続けるうちに症状が出なくなると、「もう治った」と油断して治療がおろそかになる人も少なくありません。しかし、比較的治りやすい小児ぜんそくでも、年単位の治療を要します。大人のぜんそく患者さんは、気道を発症前の状態に戻すのは難しいことが多く、基本的には、薬を使いながら症状が出ないようにする治療をずっと続けていくことになります。

ですから、「薬をやめる」「薬を使わなくても発作が出ないようにする」のは、当面の治療目標にはなりません。目指すのは「健康な人と変わらない日常生活を送る」こと。まずは寛解*を目指して治療を続けていきましょう。

夜間にぐっすり眠れる日々を取り戻す

ぜんそくの発作は、深夜から早朝にかけて起こりやすくなるため、睡眠を妨げられ、日中の活動に支障が出ることもあります。発作がたびたび起こる状態では、生活にさまざまな制限が出てきます。体調不良や通院などにより、会社や学校を休まざるをえないこともあります。

より具体的な治療目標として、「夜間の咳や息苦しさを抑えること」が達成できるよう、適切な薬を使いながら症状をコントロールしていきましょう。十分に睡眠をとることは、QOL（生活の質）の向上にもつながっていきます。

ぜんそくの発作をコントロールできるようになると、「発作が起こったらどうしよう」という恐怖心やストレスからも解放されます。結果的に重症化を防ぐこともできます。体の負担も経済的な負担も軽くなります。

用語解説

寛解　治療により症状が改善し、ほとんど症状が起こらなくなった状態。回復し、治療不要となる「治癒」とは異なるが、連続性がある場合もある（→P158）

ぜんそく治療の目標

治療を続けながら、ぜんそくが人生の妨げにならないようにしていきます。

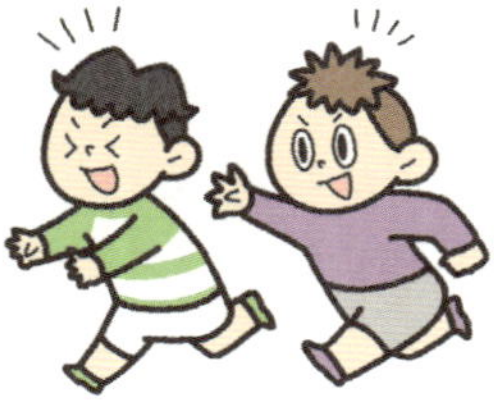

ぜんそく発作が起こらないこと

運動や冷気などの刺激があっても症状が現れない

健康な人と変わらない日常生活を送れる

スポーツなども含め、日常生活を普通におこなうことができる

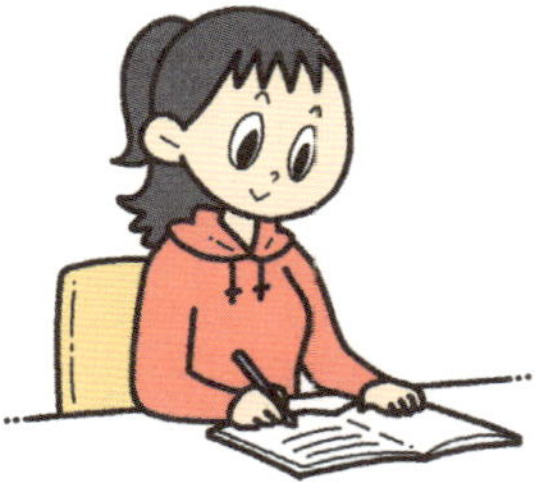

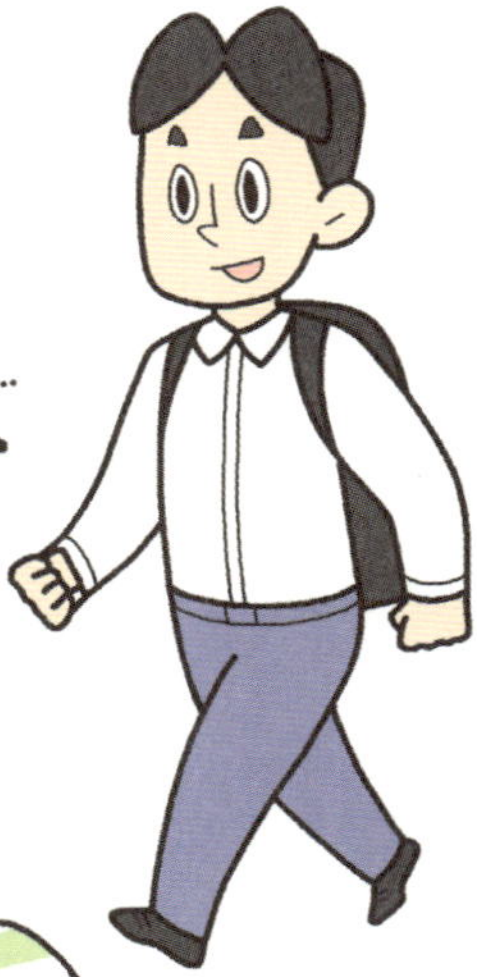

正常に近い肺機能を維持する

ピークフロー（→P108）、スパイロメトリー（→P72）の値がほぼ正常

治療薬による副作用がない

副作用が現れない、子どもの場合は発育に悪影響を与えないように配慮する

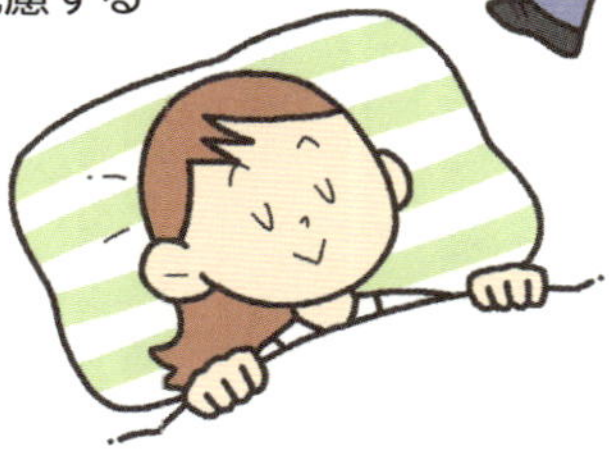

夜間や早朝の咳、呼吸困難がなく、十分な夜間睡眠が可能

昼夜を通じて、症状が出ないようにコントロールしていく

回復不能な気道のリモデリングの進行を防ぐ

症状の悪化を未然に防ぎ、発作の頻度を減らすことが重要

ぜんそく死の回避

死に至るような発作が現れないようにする

まずは診断を受けよう

ぜんそくの特徴がみられるか調べる

気になる症状が続き「ぜんそくかもしれない」と思ったら、医療機関を受診し、正しい診断を受けておきます（↓P28）。ぜんそくの治療を進めていくには、気がかりな症状が本当にぜんそくによるものなのか、別の病気によるものではないか確認しておく必要があります。

ぜんそくでは、発作的な呼吸器症状のくり返しがみられます。気道が狭くなって空気の通りが悪くなることを気流制限といいます。ぜんそくの場合、つねに気流制限があるわけではなく、よくなったり悪くなったりするのが特徴のひとつです。

症状のもとには気道の炎症があり、気道過敏性が高まっていること、アレルギーが関連していることが多いのもぜんそくの特徴です。

最初におこなわれる問診では、どのような症状が、どんなときに起こりやすいかといった症状の詳細に加え、これまでにかかったことがある病気や、アレルギーの有無、生活習慣や生活環境、さらには家族にぜんそくの患者さんがいるかどうかなどといったことも聞かれます。あらかじめ答えを書き出しておき、そのメモを持参するとスムーズに答えられるでしょう。

症状や診察の結果によっては、すぐにぜんそくとして治療が開始される場合もありますが、ぜんそくに似た症状を示す病気は数多くあります。とくに高齢の患者さんの場合には、COPDや心臓の病気、がんなどの病気による症状ではないことを確認することが重要です。正確な診断を下すために、各種の検査をおこない、ぜんそくの特徴があるかどうかを確かめていくこともあります。

ぜんそくの診断の目安

『喘息予防・管理ガイドライン』では、診断の目安を下記のように示しています。

1	発作性の呼吸困難、喘鳴、胸苦しさ、咳などの症状（夜間、早朝に出現しやすい）をくり返す	問診のうえ、医師が診察をして確認する
2	変動性・可逆性の気流制限	気道が狭くなることで気流制限が起こる。ぜんそくの場合、気流制限は自然に、あるいは治療によりやわらぐ。呼吸機能検査で確認（→P72）
3	気道過敏性の亢進	気道を収縮させる作用のある薬を使い、気道収縮反応の高まりを調べることも（→P72）
4	気道炎症の存在	血液や痰、呼気の状態を調べる（→P74）
5	アトピー素因	アレルギー体質のこと。問診や血液検査、皮膚反応テストなどで調べる（→P74）
6	ほかの病気による症状ではない	ぜんそく以外の病気の有無を確認

問診の主な内容

- 症状・発作歴：どんな症状があるか、いつからか、発作の頻度、起こる時間帯とその時の状況など
- 既往歴：過去にかかった病気、現在治療中の病気、服用している薬など
- アレルギーの有無：花粉症やアレルギー性鼻炎、薬や食べもののアレルギーの有無
- 生活習慣：喫煙や飲酒の習慣、睡眠の状態、食事の様子など
- 生活環境：ペットを飼っているか、職場の環境など
- 家族歴：家族にアレルギー性の病気がある人はいるか

受診前に情報を整理・メモしていこう

呼吸機能検査は重症度の判定にも役立つ

ぜんそくが疑われる場合、さまざまな検査がおこなわれることもあります。スパイロメトリーという呼吸機能検査はそのひとつ。スパイロメーターという器具を使い、気道の狭まりぐあいを調べます。

検査の際はマウスピースをくわえ、口から思い切り息を吸い込んだあと、すばやく一気に息を吐き出します。吐き出した空気の全量を「努力性肺活量」、最初の1秒間に吐き出せた空気の量を「1秒量（FEV_1）」、1秒量が努力性肺活量の何％にあたるか割り出した数字を「1秒率（FEV_1％）」といいます。

ぜんそくでは、息を吐くときに気道が狭くなり、気流制限が起こりやすくなります。肺そのものに異常はないので、努力性肺活量は正常である一方、1秒量、1秒率は正常値より低いことが多く、同じ患者さんでも変動がみられます。気管支を広げる作用がある薬の使用前後で1秒量が増加していれば、ぜんそくの可能性が高くなります。

呼吸機能検査のデータは、診断だけでなく重症度の判定にも、また治療効果をみるうえでも有用です。治療により1秒量、1秒率の値が高くなっていれば、気道の状態が改善し、気道の狭窄がゆるんで気流制限がやわらいだと考えられるからです。

家庭用に開発された、ピークフローメーターという器具もあります。測定するのは吐く息の強さですが、このピークフロー値は、スパイロメーターではかる1秒量と相関しています。ぜんそくと診断され治療を始めた場合には、ピークフロー値の測定が自己管理に役立ちます（→Ｐ１０８）。

気道過敏性を確かめることも

気道を収縮させる作用のある薬を、何度か濃度を変えて吸入したうえで、1秒量を測定することもあります。薄い濃度で1秒量の低下が起こりやすければ、それだけ気道過敏性が高いと考えられます。

ぜんそくの診断の流れ

ぜんそくの程度はさまざまです。症状の程度が軽い場合など、すぐには診断がつかないこともあります。

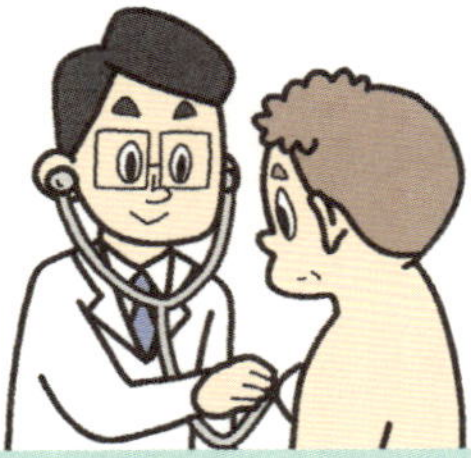

症状によってはぜんそくの治療薬の効き方をみて、ぜんそくかどうか判断することもある

ぜんそくの疑い

↓

問診

↓

医師の診察（聴診など）

↓

ほかの病気の除外

（胸部Ｘ線検査／心電図／血圧測定／血液・尿の一般検査など）

↓

呼吸機能を調べる

気流制限に変動があったり、気道過敏性が高まったりしている

↓

気道の炎症・アレルギーの有無を調べる

血液や痰、呼気などを調べ、炎症の有無、アレルギー体質かどうかなどを確認する

↓

すぐに治療が必要な状態なら、ぜんそくとして治療開始（医師の診察から）

→ 改善しない場合は、ぜんそく以外の病気の検査、治療

→ 改善した場合は、ぜんそくとして治療を続ける

↓

ぜんそくと診断

重症度を判定したうえで、具体的な治療へと進んでいく

炎症の有無を調べるには

呼吸機能検査以外の検査をおこなうこともあります。ぜんそくの本質でもある気道の炎症の様子を知るには、血液や呼気《こき》（吐く息）の検査が有用です。

血液検査では、慢性の炎症があると増えやすい好酸球の数を調べます。血液中の好酸球数が多ければ、慢性の炎症があると考えられます。ただし、炎症部位が気道かどうかまではわかりません。そこで、気道の炎症で増えやすい痰を調べ、好酸球や好中球の状態をみることもあります。

呼気中の一酸化窒素濃度（ＦｅＮＯ）は、気道の炎症があると上昇します。そこで、専用の器機に息を吹き込み、ＦｅＮＯ値をはかる場合もあります。治療前のぜんそくでは高値を示すことが多いため、ＣＯＰＤとの鑑別に役立ちます。多くの場合、治療によりＦｅＮＯ値は低下します。症状がコントロールできているか確かめるためにも有効な検査です。

アレルギーの検査もおこなう

アレルギーの有無やアレルゲンを調べる検査には、血液検査や皮膚反応テスト、吸入誘発テストなどがあります。

血液検査では、ＩｇＥ抗体の量、特定のアレルゲンに対する特異的ＩｇＥ抗体の有無を調べることで、アトピー型かどうか、原因となるアレルゲンはなにかを判定します。

アレルゲンの特定には、アレルゲンのエキスを皮膚につけたり皮内注射したりして、発赤や腫れの様子をみることもあります。

吸入誘発テストといって、疑われるアレルゲンをごく薄くしたものを吸入し、ぜんそく発作が起こるかどうか調べることもあります。強すぎるアナフィラキシーショックや、遅発型ぜんそく反応（↓Ｐ48）が起こる危険性もあるため、専門病院で、必要性が高いときにのみおこなう検査です。

ぜんそくの主な検査

ぜんそくの診断に役立つ検査には次のようなものがあります。

血液検査

- 好酸球数の検査
  高値なら炎症がある
- IgE抗体の測定
  高値ならアトピー型の可能性が高い
- その他
  一般的な検査項目の結果からぜんそく以外の異常の有無を確認

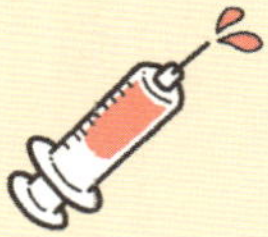

皮膚反応テスト

アレルゲンのエキスを皮膚につけ、反応するか確認

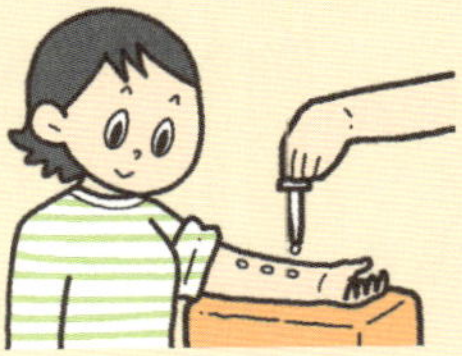

吸入誘発テスト

特定のアレルゲンでぜんそく発作が起こるか確認。必要がなければおこなわない

呼吸機能検査

スパイロメトリー、ピークフロー値の測定などをおこない、気道の狭まりぐあいを確認する

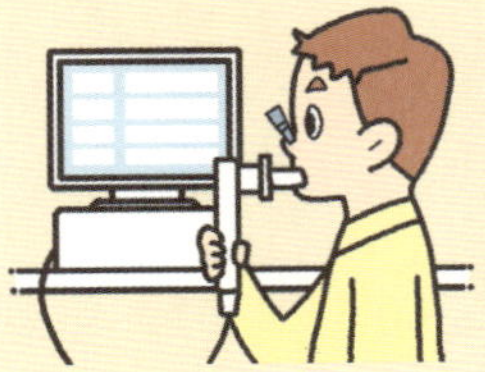

気道過敏性テスト

気道の狭まりやすさを調べる。呼吸機能がいちじるしく低下していればおこなわない

呼気一酸化窒素濃度測定（FeNO）

吐き出した息の中に含まれる一酸化窒素の濃度は、気道の炎症を反映する

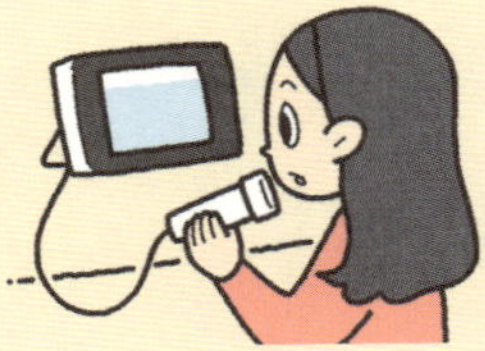

ぜんそく治療の進め方

治療の柱になるのは薬物療法

ぜんそくと診断がついたら治療の開始です。ぜんそく治療の柱になるのは薬物療法です。現在は薬物療法を正しくおこなうことで、症状をコントロールできるようになってきています。

ぜんそくの治療薬は、目的によって大きく2つに分けられます。気道の慢性的な炎症を鎮めて発作を起こさないようにする長期管理薬と、発作をいち早く鎮める発作治療薬（増悪治療薬）です。

長期管理薬はコントローラーとも呼ばれます。文字通り症状のコントロールをはかるための薬で、症状がなくても毎日決まった量を規則正しく使用します。発作治療薬はリリーバーとも呼ばれます。症状が悪化したときにだけ、すばやく症状を鎮めることを目的に使われる薬です。

頻繁にリリーバーを使わなくてすむように症状をコントロールしていくためには、長期管理薬をきちんと使い続けていくなど自己管理を徹底することも大切です。

薬物療法以外の治療法も

アトピー型のぜんそくの場合には、薬物療法に加え、原因となっているアレルゲンとの接触を避けることも重要です。また、少しずつアレルゲンに体を慣らしていくアレルゲン免疫療法を検討してもよいでしょう。

従来の薬物療法が効きにくい重症ぜんそくに対しては、生物学的製剤（抗体製剤）を使うことで、症状のコントロールができるようになってきました（→P98）。

ぜんそくの治療法は進化が続いています。

ぜんそくの治療法

ぜんそくの治療は薬物療法を中心に進められますが、ほかにも症状のコントロールに役立つ方法はあります。

基本

薬物療法

長期管理薬
発作の有無にかかわらず規則正しく用いる(→P84)

＋

発作治療薬
発作が起こったとき、または起こりそうなときだけ使用する(→P90)

追加を検討

アレルゲン免疫療法
(→P100)

重症の場合

生物学的製剤
(→P98)

＋

自己管理

現状に合った治療を続けていくためには、自分の体調を自分で把握し、適切に対応していくことも重要(→第4章)

- (アトピー型の場合)アレルゲンを避ける
- 悪化要因を減らす
- 決められたとおり薬を使う

アレルゲンを避ける、悪化要因を減らす、決められたとおり薬を使うなど、自己管理を続けることも重要

重症度や年齢によって治療内容は異なる

ぜんそくに対してはさまざまな治療薬、治療法が用意されていますが、治療の具体的な内容は、症状の程度や年齢によって異なります。

症状の程度は重症度といわれます。ぜんそくの症状が1週間のうちどれくらいみられるか、発作の回数や強度、夜間の症状、睡眠や生活に対する影響などから4段階に分けられます。軽症間欠型、軽症持続型、中等症持続型、重症持続型の4つです。

『喘息予防・管理ガイドライン』には、薬の種類や用い方が4段階に分けて定められており、それぞれ治療ステップ1〜4とされています。4段階の重症度と4段階の治療ステップが対応しており、重症度に見合った治療を続けていくことになります。

効果の確認と治療ステップの見直し

まずは未治療の状態での重症度に合わせ、軽症間欠型ならステップ1、軽症持続型ならステップ2、中等症持続型ならステップ3、重症持続型ならステップ4の治療を始めます。すでになんらかの治療を受けていれば、その治療によってどの程度症状がコントロールできているか確かめたうえで、適切な治療ステップが選択されることになります。

治療開始後は、3ヵ月を目安に現行の治療で十分に症状をコントロールできているかどうかを確認していきます。

ぜんそくの症状、発作治療薬を用いた回数、運動を含む活動制限の有無、呼吸機能の状態、ピークフロー値などを確認し、コントロール良好と判断されれば現状の治療ステップのまま治療を継続します。コントロール良好な状態が続いていれば、治療ステップを下げることも検討されます。

逆に、コントロール不良なら併用薬を追加したり、場合によっては治療ステップを上げたりして、症状のコントロールを目指します。

症状の程度に応じた治療をおこなう

同じぜんそくという病気でも、薬の用い方は症状の程度によって変わってきます。まずは、重症度の確認が必要です。

ぜんそくの重症度（未治療の場合）

	ぜんそく症状			呼吸機能	
	頻度	強度	夜間症状	1秒率	変動
軽症間欠型	週1回未満	症状は軽度で短い	月に2回未満	80%以上	20%未満
軽症持続型	週1回以上だが毎日ではない	月1回以上、日常生活や睡眠が妨げられる	月に2回以上	80%以上	20~30%
中等症持続型	毎日	週1回以上、日常生活や睡眠が妨げられる／しばしば発作	週1回以上	60%以上80%未満	30%を超える
重症持続型	毎日	日常生活が制限される／しばしば発作	しばしば	60%未満	30%を超える

（『喘息予防・管理ガイドライン2024』より作成）

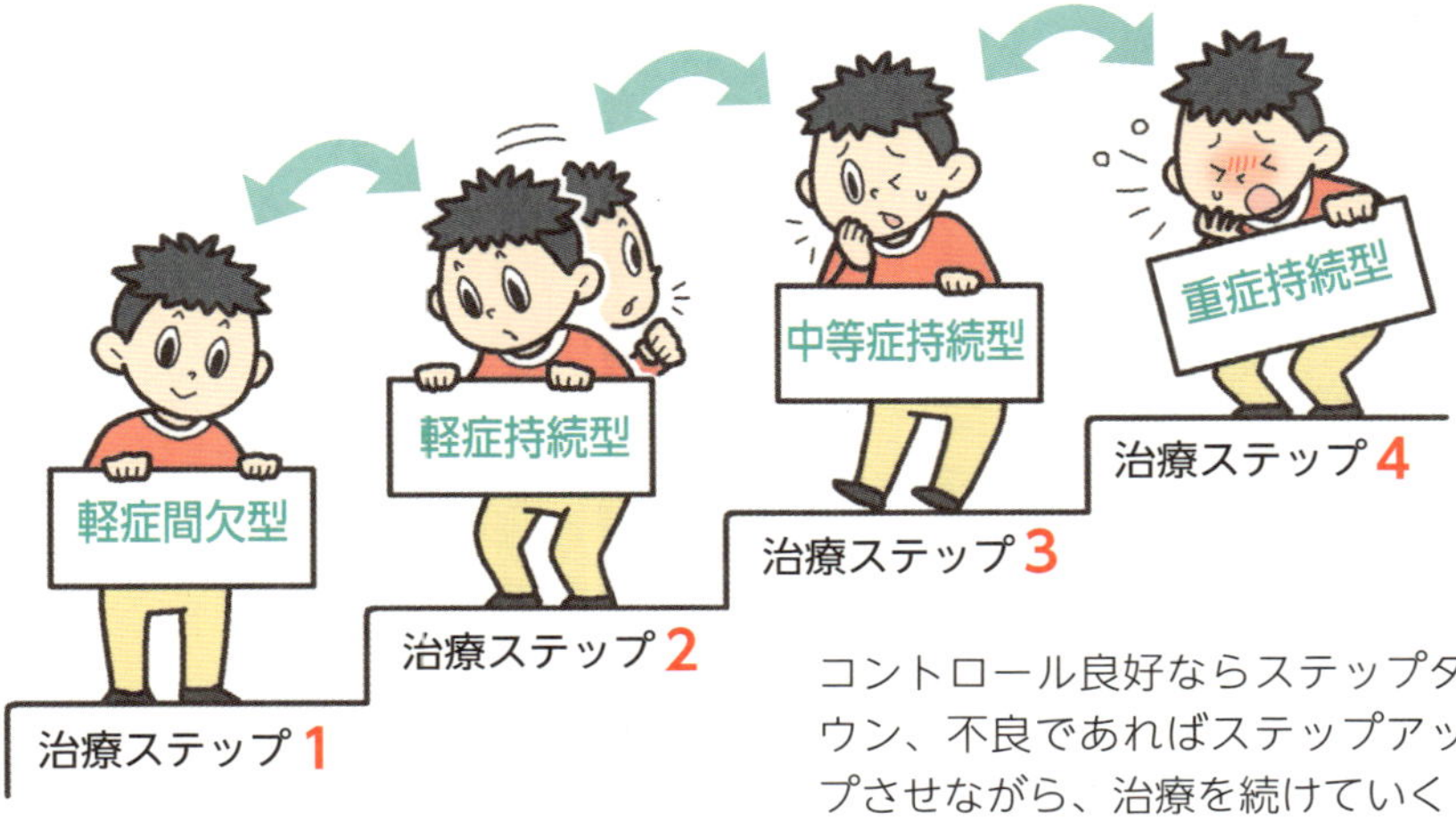

コントロール良好ならステップダウン、不良であればステップアップさせながら、治療を続けていく

ステップが上がるほど薬は増える

ぜんそくの治療ステップでは、基本治療として定期的に使用する長期管理薬と、症状の悪化がみられたときだけに使用する発作治療薬（増悪治療）が示されています。

大人の場合、どの治療ステップでも長期管理薬（コントローラー）の基本は吸入ステロイド薬です。ステロイド薬には、気道の炎症を鎮めて発作を防ぐ働きがあります。「ステロイド」と聞いただけで拒否反応を示す人もいらっしゃいますが、吸入タイプのステロイド薬は安全性が高く、使い続けることができます（↓P84）。

ぜんそくの症状が重く治療ステップが上がるほど、ステロイドの用量や追加される薬は増えます。

気管支拡張薬の一種である長時間作用性β_2刺激薬（LABA）を追加する場合には、吸入ステロイド薬とLABAを合わせた配合剤を吸入薬として用いるのが主流です。

ロイコトリエン受容体拮抗薬は抗アレルギー薬の一種ですが、気管支拡張作用と抗炎症作用があります。テオフィリン徐放製剤にも、気管支拡張作用と抗炎症作用があります。長時間作用性抗コリン薬（LAMA）は、LABAとは異なるしくみで気管支拡張作用をもたらします。吸入ステロイド薬とLABA、LAMAを合わせた配合剤もあります。これらの薬でコントロールが難しければ、むやみにステロイドの量を増やすより、生物学的製剤の使用などを検討していくとよいでしょう。

発作治療薬（リリーバー）として用いられるのは、どの治療ステップでも使用後すぐに気管支拡張作用をもたらす短時間作用性の気管支拡張薬です。ただし、発作の程度によってはステロイド薬の点滴または内服をおこなうこともあります。発作治療薬の出番が少なくなるように、長期管理薬でしっかり管理することが大切です。

成人ぜんそくの治療ステップ

治療ステップによって用いる薬の種類や量は変わりますが、基本的に吸入ステロイド薬は使い続けます。

		治療ステップ1	治療ステップ2	治療ステップ3	治療ステップ4
長期管理薬	基本治療	吸入ステロイド薬(低用量)	吸入ステロイド薬(低〜中用量)	吸入ステロイド薬(中〜高用量)	吸入ステロイド薬(高用量)
		上記が使用できない場合、以下のいずれかを用いる(症状がまれなら必要なし) ● ロイコトリエン受容体拮抗薬(LTRA) ● テオフィリン徐放製剤	上記で不十分な場合、以下のいずれか1剤を併用 ● 長時間作用性 β_2 刺激薬(LABA)※ ● 長時間作用性抗コリン薬(LAMA) ● ロイコトリエン受容体拮抗薬(LTRA) ● テオフィリン徐放製剤 ※配合剤の使用可	上記に下記のいずれ1剤か、あるいは複数を併用 ● 長時間作用性 β_2 刺激薬(LABA)※ ● 長時間作用性抗コリン薬(LAMA)※ ● ロイコトリエン受容体拮抗薬(LTRA) ● テオフィリン徐放製剤 ↓ コントロール不良なら ● 生物学的製剤(抗IL-4Rα抗体/抗TSLP抗体)	上記に下記の複数を併用 ● 長時間作用性 β_2 刺激薬(LABA)※ ● 長時間作用性抗コリン薬(LAMA)※ ● ロイコトリエン受容体拮抗薬(LTRA) ● テオフィリン除法製剤 ↓ コントロール不良なら ● 生物学的製剤 ● 経口ステロイド薬
	追加治療	アレルゲン免疫療法/LTRA以外の抗アレルギー薬			
増悪治療(発作治療薬)		短時間作用性吸入 β_2 刺激薬			

(『喘息予防・管理ガイドライン2024』より作成)

子どもの治療ステップは大人と異なる

子どもの場合でも、ぜんそくの長期管理に薬物療法は欠かせません。成人と同様に症状の程度に合わせて、4つの治療ステップが定められています。ただし、5歳未満の乳幼児と6～15歳の子どもとで、治療ステップの内容は少し異なります。

子どもの場合、薬の副作用には大人以上に十分な配慮が必要です。たまに症状が出る程度の間欠型では長期管理薬は用いず、発作が現れたときだけ短時間作用性の気管支拡張薬を使って対応し、2週間ほど追加治療をおこないます。季節の変わり目など、症状の悪化がみられるときには1ヵ月間ほど、抗アレルギー薬（ロイコトリエン受容体拮抗薬など）を使うこともあります。

軽症持続型なら、低用量の吸入ステロイド薬の長期使用も選択肢のひとつです。

中等症持続型では、気道の状態がかなり不安定になっているため、吸入ステロイド薬を使うのが基本です。6歳以上なら、吸入ステロイド薬と気管支拡張薬の配合薬を使っていくこともあります。

重症持続型では、さらに吸入ステロイド薬の増量が必要になってきます。吸入ステロイド薬は安全性が高いとはいえ、子どもの場合、高用量を長く使い続けることはなるべく避けたいところです。全身性の副作用が現れたり、成長に影響することもあるからです。

小児ぜんそくの大半はアトピー型であることから、身のまわりのアレルゲンを減らすなど、環境調整にも力を入れながら、症状を安定させていきましょう。子ども自身が自分の体調を把握できるようにしていくことも大切です。

子どもの場合、成長とともに症状は出にくくなっていくことも期待できます。それまでは症状に応じて治療を続け、できるだけ発作を防ぐことが重要です。

小児ぜんそくの治療ステップ

症状に合った治療をおこなうとともに、アレルゲンの回避など症状の悪化をまねく要因への対応や、子ども自身が自己管理できるように教えていくことも大切です。

症状による重症度（小児）

間欠型	●年に数回、季節性に咳や、軽い喘鳴が出現する ●ときに呼吸困難を伴うが、短時間作用性 β_2 刺激薬を使えば短期間で症状が改善し、持続しない
軽症持続型	●咳、軽度の喘鳴が月に１回以上、週に１回未満 ●ときに呼吸困難を伴うが、持続は短く、日常生活が障害されることは少ない
中等症持続型	●咳、軽度の喘鳴が週に１回以上、毎日は持続しない ●ときに中・大発作となり日常生活や睡眠が障害されることがある
重症持続型	●咳、喘鳴が毎日持続する ●週に１～２回、中・大発作となり日常生活や睡眠が障害される

長期管理に用いる薬

	治療ステップ1（間欠型相当）	治療ステップ2（軽症持続型相当）	治療ステップ3（中等症持続型相当）	治療ステップ4（重症持続型相当）
基本治療	長期管理薬なし	下記のいずれかを使用 ●吸入ステロイド薬（低用量） ●ロイコトリエン受容体拮抗薬（LTRA）※1	●吸入ステロイド薬（中用量） ●6歳以上なら低用量の配合剤※2も選択可	下記のいずれかを使用 ●吸入ステロイド薬（高用量） ●6歳以上なら中用量の配合剤※2も選択可 ●LTRA（6歳以上ならテオフィリン徐放製剤も）の併用も可
追加治療	ロイコトリエン受容体拮抗薬（LTRA）※1	上記治療薬を併用	上記にLTRAを併用（6歳以上ならテオフィリン徐放製剤も選択可）	以下を考慮 ●６歳以上なら生物学的製剤や高用量の配合剤※2 ●吸入ステロイド薬のさらなる増量 ●経口ステロイド薬
短期追加治療	貼付もしくは経口の長時間作用性 β_2 刺激薬（数日～２週間以内）			

※１　化学伝達物質遊離抑制薬（DSCG）の吸入、その他の抗アレルギー薬の服用でもよい
※２　吸入ステロイド薬と長時間作用性 β_2 刺激薬の配合剤

（『喘息予防・管理ガイドライン2024』より作成）

「長期管理薬」で発作を予防し続ける

吸入ステロイド薬は必須の薬

ぜんそくの薬物療法において、基本薬とされているのは強力な抗炎症作用をもつ吸入ステロイド薬の単剤、あるいは配合剤です。近年、ぜんそく死が急減した背景には、吸入ステロイド薬の普及があり、その効果は実証済みです。軽症の小児ぜんそくや、大人でもごくごく軽いぜんそくと考えられる場合を除き、基本的に吸入ステロイド薬は必須です。

ステロイド薬は、副腎という腎臓の上にある小さな臓器から分泌される副腎皮質ホルモンを化学的に合成したものです。すぐれた抗炎症作用や免疫抑制作用があり、いろいろな病気の治療に用いられています。経口薬（飲み薬）や注射薬などもありますが、ぜんそくの長期管理薬として使用するのは、患部に直接作用する吸入薬が基本です。経口薬や注射薬の用量はミリグラム単位ですが、吸入薬はマイクログラム単位です。全身性の副作用は起こりにくく、長く使い続けることができます。子どもの場合、吸入薬の使用で成人後の平均身長が1～2㎝ほど低くなるとする報告もありますが、治療をやめ、ぜんそくが悪化することのほうが問題といえます。

ただし、局所に起こる副作用として、口の中やのどのカンジダ症*や、声枯れなどがみられることもあります。吸入後は必ずうがいをしたり、水を飲んだりして、口やのどに付着したステロイドを洗い流すようにします。

吸入ステロイド薬にはさまざまな種類があります。効果に差はありませんが、吸入のしかたは異なる場合もあります（→P88）。症状のコントロールが難しい場合、ほかの薬を併用しますが、その場合も吸入ステロイド薬は使い続けます。

用語解説

カンジダ症　カビの一種であるカンジダによる感染症。ステロイドの作用で免疫の働きが抑えられることで生じやすくなる

吸入ステロイド薬の特徴

吸入ステロイド薬を単剤で用いる場合、効き始めるまでに少なくとも１週間程度はかかりますが、続けているうちに症状の悪化が起こりにくくなります。

ステロイドの効果

好酸球を減らし、気道の炎症を鎮める

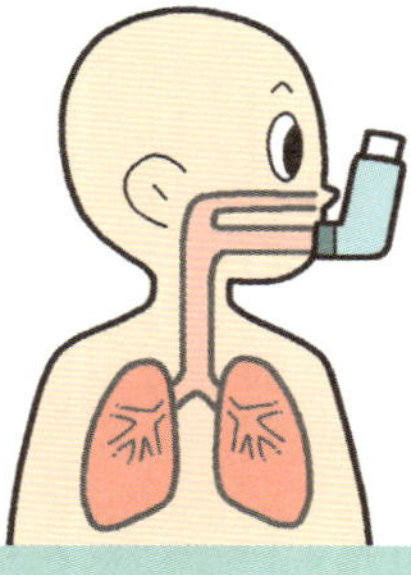

吸入の効果

患部にピンポイントで届くので、少量で効果を発揮する

- ぜんそく症状を減らす
- 生活の質および呼吸機能を改善する
- 気道過敏性がやわらぐ
- 気道のむくみが改善し、粘膜が修復される
- 発作の回数や強度が減る
- 気道のリモデリングを進めない

正しく使っていると……

発作は起こりにくくなり、結果的に低用量で良好な状態を保てるようになる

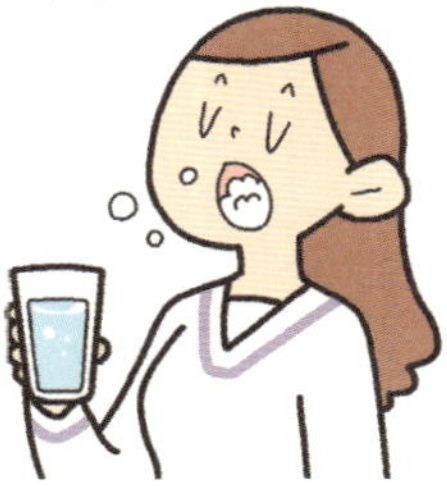

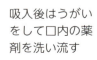

吸入後はうがいをして口内の薬剤を洗い流す

正しく使わないと……

発作の増加

救急受診や入院を必要とするような発作をくり返し、重症化が進むおそれがある

吸入ステロイド薬と併用する薬

症状のコントロールが難しい場合には、吸入ステロイド薬の用量を増やしたり、ほかの薬を併用したりします。併用薬の一つである長時間作用性$β_2$刺激薬（LABA）には、飲み薬、貼り薬、単剤の吸入薬もありますが、多くは吸入ステロイド薬とLABAを合わせた配合剤を吸入薬として用います。

長時間作用性$β_2$刺激薬には気管支を拡張させる作用があります。気道の平滑筋には交感神経の働きと関連する$β_2$受容体があります。ここに薬剤が結合すると平滑筋が緩み、気道が広がるのです。

$β_2$刺激薬には、気管支拡張効果が長く続くタイプのものと、素早く効くものの効果の持続時間が短いタイプがあります。長期管理薬として用いられるのは前者のみです。吸入ステロイド薬の単剤と長時間作用性$β_2$刺激薬の単剤を併用するより、配合剤のほうが抗炎症効果も気管支拡張効果も得やすく、結果的に薬の用量も少なくて済みます。別々に使うより吸入回数が減るのもメリットのひとつです。

配合剤にはいくつかの種類があります。このうちシムビコートは、毎日吸入する長期管理薬としてだけでなく、急激な症状の悪化がみられたときに発作治療薬として使用することもできます。

これらの薬を使用しても症状のコントロールが難しい場合には、吸入薬の長時間作用性抗コリン薬や、飲み薬のロイコトリエン受容体拮抗薬、テオフィリン徐放製剤を併用します。

長時間作用性抗コリン薬は気道を収縮させる神経の働きを抑える作用があり、効果は24時間以上続きます。吸入ステロイド薬と長時間作用性$β_2$刺激薬（LABA）を合わせた3剤の配合剤は、比較的症状が重い場合にも有効とされています。

いずれも重い副作用の心配はありませんが、まったくないともいえません。むやみに量を増やさないためにも組み合わせながら使用していきます。

長期管理薬のいろいろ

吸入ステロイド薬の単剤や配合剤は、1日1回または2回、毎日定期的に使い続けます

	吸入ステロイド薬（単剤）	2剤の配合剤（吸入ステロイド薬＋長時間作用性β_2刺激薬）	3剤の配合剤（吸入ステロイド薬＋長時間作用性抗コリン薬＋長時間作用性β_2刺激薬）
商品名	フルタイド（FP）	アドエア（FP＋SM）	
		フルティフォーム（FP＋FM）	
	パルミコート（BUD）	シムビコート（BUD＋FM）	
	アニュイティ（FF）	レルベア（FF＋VI）	テリルジー（FF＋UME＋VI）
	アズマネックス（MF）	アテキュラ（MF＋IND）	エナジア（MF＋GLY＋IND）
	オルベスコ（CIC）		
	キュバール（BDP）		

カッコ内は各製剤の一般名（略字表記）

副作用は大丈夫？

長時間作用性β_2刺激薬（LABA）は、ふるえ、動悸、頻脈などがみられることがあります。長時間作用性抗コリン薬（LAMA）は口の渇きが出やすいほか、重い心疾患、緑内障（閉塞隅角緑内障）、排尿障害のある前立腺肥大症がある人には使えません。テオフィリン徐放製剤（SRT）は、用量が増えると悪心・嘔吐、動悸、頻脈が出ることも。ロイコトリエン受容体拮抗薬（LTRA）は比較的安全性が高い薬です。

ステロイド薬についてはP84、96参照

吸入しやすいものを選ぶ

吸入ステロイド薬の単剤や配合剤などの吸入薬は、薬の種類によって吸入のしかたが異なります。吸入しやすいものを使うようにします。

■加圧噴霧式定量吸入器（pMDI）

薬剤の入った小さなボンベをセットし、ボンベの底を押すと霧状の薬剤（エアゾール製剤）が噴射され、これを吸入します。薬の噴射と薬を吸い込むタイミングを合わせる必要がありますが、吸う力が弱い人でも使うことができます。

慣れないうちは噴霧と吸入のタイミングを合わせるのが難しく、むせたり、口やのどの粘膜に付着したりして薬が気道まで届きにくいこともあります。うまく吸い込めないようなら、スペーサーという補助器具を使うとよいでしょう。スペーサー内に1回分の薬剤を噴霧し、その中に充満した薬剤を吸い込んでいきます。吸い込み口がマスクタイプのものもあり、子どもでも簡単に吸入できます。

■ドライパウダー定量吸入器（DPI）

専用の器具にセットされた粉末状の薬（ドライパウダー製剤）を、自分で吸い込んで吸入します。吸入時の操作は簡単で、吸い込むタイミングを合わせる必要もありませんが、粉末状の薬のため、口の中に残りやすいのが難点です。

また、吸う力が弱いと薬がきちんと吸入できず、十分な効果を得られないおそれがあります。低年齢の子どもや、呼吸機能が低下している人は使用できません。

■その他

薬剤の種類によっては、噴射時間が長めで吸入のタイミングを合わせやすいソフトミスト吸入器（SMI）もあります。

乳児や高齢者などは、電動ネブライザーという機械を使い、液状の吸入ステロイド薬を霧状にして吸入する方法もあります。

吸入のしかた

同じ種類でも、吸入のしかたが異なる製剤があるものもあります。うまく吸い込めないようなら医師に相談し、違う吸入方式のものに変えてもらうのも一法です。

加圧噴霧式定量吸入器（pMDI）

霧状の薬剤を噴射して吸い込む。口の中に残りにくいが、吸入のタイミングに慣れが必要

単剤	フルタイド
	オルベスコ
	キュバール
配合剤（2剤）	アドエア
	フルティフォーム

（商品名）

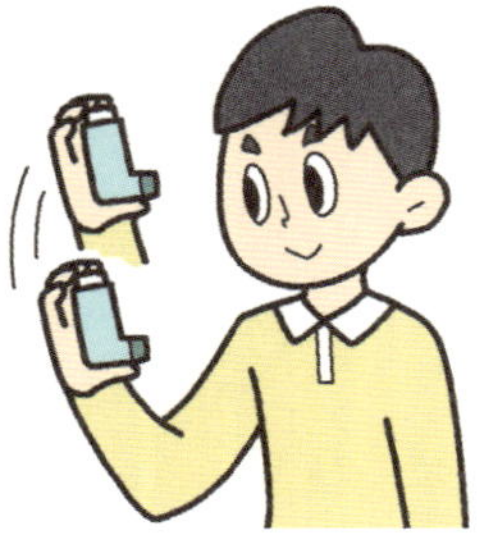

使用前にボンベをよく振ってから使うのが基本

補助器具（スペーサー）を使えば吸入しやすい

スペーサー内に噴射した薬剤をゆっくり吸い込む

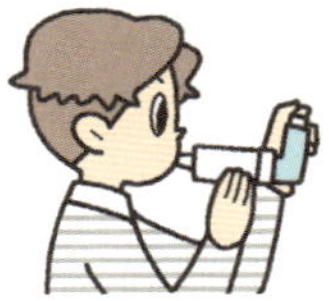

ドライパウダー定量吸入器（DPI）

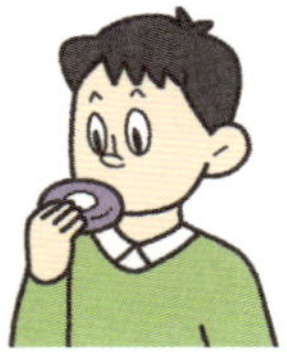

粉末状の薬を自分で吸い込む。タイミングをはかる必要はないが、むせやすい

単剤	フルタイド
	アニュイティ
	パルミコート
	アズマネックス
配合剤（2剤）	アドエア
	レルベア
	シムビコート
	アテキュラ
配合剤（3剤）	テリルジー
	エナジア

（商品名）

電動ネブライザー

パルミコートには液状のものもあり、機械を使えば楽に吸入可能

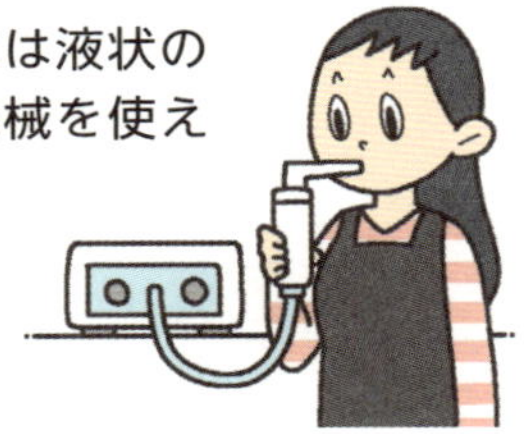

発作が起こったときの対応

発作の程度を見分けて対応する

長期管理薬を使い続けていても、過労やストレス、多量のアレルゲンにさらされたことなどをきっかけに、急に症状が悪化してぜんそく発作が起こることはあるものです。

ぜんそくの症状はいろいろですが、発作の程度は主に呼吸困難の程度で判断されます。息苦しさがあったり喘鳴があったりして、動いたり会話したりしにくくなってきたら発作と考えてください。息苦しくても横になって休めるようなら、発作の程度は軽度の小発作、咳や喘鳴がひどく横にもなれない状態は中等度の中発作、苦しくて歩けない、動けないようなら高度の大発作ととらえます。発作の程度を見極めたうえですみやかに対応していきます。

発作の程度が中等度までなら、発作治療薬を使いながら自宅で様子をみてもよいでしょう。処方されている吸入ステロイド薬の単剤や配合剤をきちんと使わずに発作を起こした場合には、発作治療薬とともに吸入ステロイド薬も使うようにします。

症状が重い場合や、薬を使っても症状が改善しないようならすぐに救急受診してください。次のような症状が一つでもあれば救急車を呼びましょう。

- 唇や手足が紫色になっている（チアノーゼ）
- 息苦しくて会話ができない
- 意識がもうろうとしている
- 失禁がみられる

救急受診する前に症状がおさまった場合でも、その日のうちに、あるいは翌日もまた症状が出てくることもあります。発作治療薬の使用をくり返す状態なら、早めに外来を受診してください。医師に状況を伝え、必要な対応をとってもらいましょう。

ぜんそく発作の強度の目安

症状の強さは主に呼吸困難の程度によって判断します。1つでも当てはまることがあれば、より強度の高い発作として対応します。

発作強度（増悪強度）	喘鳴／胸苦しい	小発作（軽度）	中発作（中等度）	大発作（高度）	重篤
呼吸	急ぐと苦しい 動くと苦しい	苦しいが横になれる	苦しくて横になれない	苦しくて動けない	呼吸減弱 呼吸停止
会話	ほぼ普通	やや困難	かなり困難	困難	不能
動作	ほぼ普通	歩けるが急ぐと苦しい	かろうじて歩ける	歩けない	動けない
チアノーゼ	なし	なし	なし	なし〜あり	あり
意識状態	正常	正常	正常	正常	意識障害 失禁 錯乱
呼吸機能（ピークフロー値）	ふだんの80%以上		ふだんの60〜80%以上	ふだんの60%未満	測定不能

（『喘息予防・管理ガイドライン2024』より作成）

急激な悪化への備え

- **発作治療薬**
  どの薬をどう使うか、医師に確認
- **経口ステロイド薬**
  処方されていれば、症状がおさまらないときに服用（→P96）
- **「ぜんそくカード」の携帯**
  症状やかかりつけ医、使用している薬、緊急時の対応などを書いたカードを用意し、持ち歩く

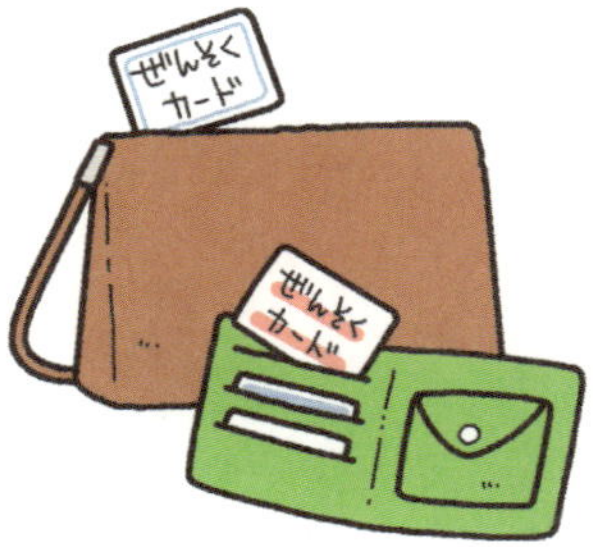

主治医に相談し、必要事項を記入してもらうとよい

発作治療薬の吸入で気道を広げる

発作治療薬として用いられるのは、気管支拡張薬のなかでももっとも作用が強く、素早く効果が現れる短時間作用性$β_2$刺激薬の吸入薬です。吸入して数分で効果が現れ、息苦しさがやわらぎます。

異変を感じたらまず1回（1～2吸入）、症状が十分にとれなければ20分ごとにもう1回ずつ使います。その後は1時間以上あけて、さらにもう1回使って様子をみます。

長期管理薬として使われる吸入ステロイド薬と気管支拡張薬（長時間作用性$β_2$刺激薬）の配合剤のなかには、発作治療薬としても使えるものもあります（シムビコート）。ただし、上限は定期的な吸入回数と合わせ1日8吸入まで（一時的に12吸入まで）とされています。

$β_2$刺激薬は交感神経の働きを強めます。交感神経は体を活動に適した状態にする神経です。気道を広げて酸素を取り込みやすくするだけでなく、血圧を上げて血のめぐりをよくする作用もあります。使いすぎれば動悸や頻脈などが生じ、心臓に負担がかかるおそれもあります。医師に示された限度量で症状がおさまらなければ、早めに医療機関で治療を受けるようにします。

早めに発作治療薬を使う

発作が起こる前に、なにかしら前触れのようなものがみられることもあります。大人の場合は、強い疲労感、乾いたせき、微熱、胸のあたりの違和感、くしゃみ、鼻水などで、違和感があれば、仕事や家事は後まわしにして、できるだけ体を休めましょう。乳幼児の場合も、ぐずぐずして機嫌が悪くなる、落ち着きがなくなる、涙目になるなど、調子が悪そうな様子がみられたら注意が必要です。

大人でも子どもでも、早めに発作治療薬を使い、様子をみることが大切です。

発作治療薬の役割と使い方

症状の悪化がみられたときだけ使う発作治療薬は、短時間作用性吸入β_2刺激薬が基本です。ふだん使っている吸入薬によっては同じ薬で対応できる場合もあります。

短時間作用性β_2刺激薬の吸入

※（主な商品名）サルタノール、ベネトリン、メプチン、ベロテック

- 1回1〜2吸入。最初の1時間は20分ごとに3回まで使用可
- 以後、1時間あけて1〜2吸入（短時間作用性吸入抗コリン薬を併用することもある）

長期管理薬※の追加吸入

※シムビコートの場合

- 症状の悪化が見られ始めたときに1吸入
- 数分たってもおさまらなければさらに1吸入
- 定期的な吸入回数と合わせ、1日8吸入まで（一時的に12吸入までは可）

↓

症状がおさまれば、そのまま**自宅治療**

- 中発作（中等度以上）
- 発作治療を始めたあとも悪化している
- 吸入を終えたあとも、1〜2時間で吸入が必要な状態になる
- シムビコートの場合、吸入回数が合計8回を超えた

↓

経口ステロイド薬を内服のうえ救急外来を受診

救急車を呼んだほうがよい状態の目安は（→P90）

↓

病院での治療

- ネブライザーによる薬剤の吸入
- ステロイドなどの点滴
- 酸素吸入　など

→ 場合によっては**入院治療**

なかなかコントロールできないとき

発作が減らない原因はなにか

症状のコントロールがうまくいかず、発作をたびたび起こすようなら、治療ステップを上げることが検討されます。しかし、その前に「うまくいかない原因」を探し、対応していく必要があります。

よくあるのは、医師の指示どおりに長期管理薬を使用しないことによる悪化です。調子がよい日が続くと、長期管理薬を使うのを忘れたり、「もう大丈夫だろう」と通院をやめたりする人が少なくありません。発作のたびに病院に駆け込み、その都度、治療を再開してはまた管理がおろそかになり、しだいに治りにくくなっていく人が多いのです。

長期管理薬は、決められた量を毎日定期的に吸入しなければ効果がありません。吸入後はうがいが必要ですので、「歯磨きの前に吸入する」など、セットでおこなう習慣をつけておくと、使い忘れを防ぎやすくなります。のどの奥の気管支にまで薬が届くように吸入できているか、改めて吸入のしかたを確認することも必要です。

そもそも、「本当にぜんそくなのか？」という点を見直したほうがよいこともあります。一般の内科、小児科などで治療を続けている人は、呼吸器専門医のいる医療機関で診断を受け直すことを検討してみましょう。

生活の中に潜む悪化要因を見つけるためには、日々の状況と自分の状態を「ぜんそく日記」として記録し、把握することが役立ちます（↓第4章）。

また、鼻炎などの合併症が、ぜんそくを治りにくくしていることもあります。ぜんそく以外の病気の治療も怠らないことが、ぜんそくの改善につながります（↓第5章）。

改善しない場合の対処法

治療を続けていても症状をコントロールできず、しばしば発作を起こすようなら原因を探り、対応していきます。

ぜんそくの診断は正しいか？

似た症状を示す別の病気ではないか、改めて確認する

決められたとおり薬を使っているか？

長期管理薬を毎日、決められたとおり使うようにする

きちんと吸入できているか？

吸入方法に誤りがないか再確認し、正しく使う

もっと薬が必要なのでは？

すべて対応しても改善がみられなければ、治療のステップアップを検討

合併する病気はないか？

ぜんそくの重症化と関連する病気が合併していれば、適切に治療していく

症状を悪化させる要因がないか？

NSAIDsなど、ぜんそく治療薬以外の薬が症状に影響していれば使用を避ける。職場や学校、家庭で症状悪化につながる要因をできるだけ減らす

↓

症状がコントロールできるようになり、その状態が維持されていれば、**3〜6ヵ月後に治療のステップダウンを検討**する

ステロイド薬の内服・点滴が続くとき

薬をきちんと使い、合併症にも対応しているにもかかわらず発作がくり返されるなら、治療ステップを上げる必要があるかもしれません。

重症のぜんそく患者さんのなかには、経口ステロイド薬、つまりステロイドの飲み薬を長期管理薬として処方され、使い続けている人もいます。定期的な服用はしていなくても、くり返し発作を起こしている人は、そのたびにステロイドの点滴を受けたり、経口ステロイド薬を1週間程度、短期的に服用したりします。経口、点滴などによる全身投与は一気に炎症を食い止める強力な作用があるためです。

炎症を鎮める効果は高い一方で、ステロイド薬の全身投与が続けば、全身性の副作用が現れるリスクも高まります。短期服用を年4回以上くり返す、全身投与を1年に2回以上必要とする、長期管理薬として経口ステロイド薬の内服を続けているなどといった場合には、各種の生物学的製剤の使用を検討すべきでしょう。生物学的製剤は、生物がつくりだす抗体などのタンパク質を、バイオテクノロジーを駆使して製剤化したもので、難治性のぜんそく治療への有効性が認められています（↓P98）。

一般の内科などでは、生物学的製剤を使ったぜんそく治療はあまりおこなっていないところもあるようです。ぜんそくの治療を受けていて、症状がなかなか改善しないようなら、呼吸器専門医のいる医療機関に紹介してもらうのもよいでしょう。

ステロイド薬の内服を続けている人が急に服薬を中止すると、激しい発作が再発したり、急性副腎不全などを起こしたりして、命にかかわる事態が生じることもあるため、自己判断での休薬は危険です。治療方針の見直しは専門医のもとで進めるようにします。

場合によっては、漢方薬やマクロライド系抗菌薬が使われることもあります。

ステロイド薬の全身投与の影響

ステロイド薬の内服や点滴は、重い症状を鎮めるのに有効です。しかし、吸入薬に比べて使用量が格段に多くなるため、副作用が現れるリスクも高まります。

ステロイド薬の全身投与でみられる副作用

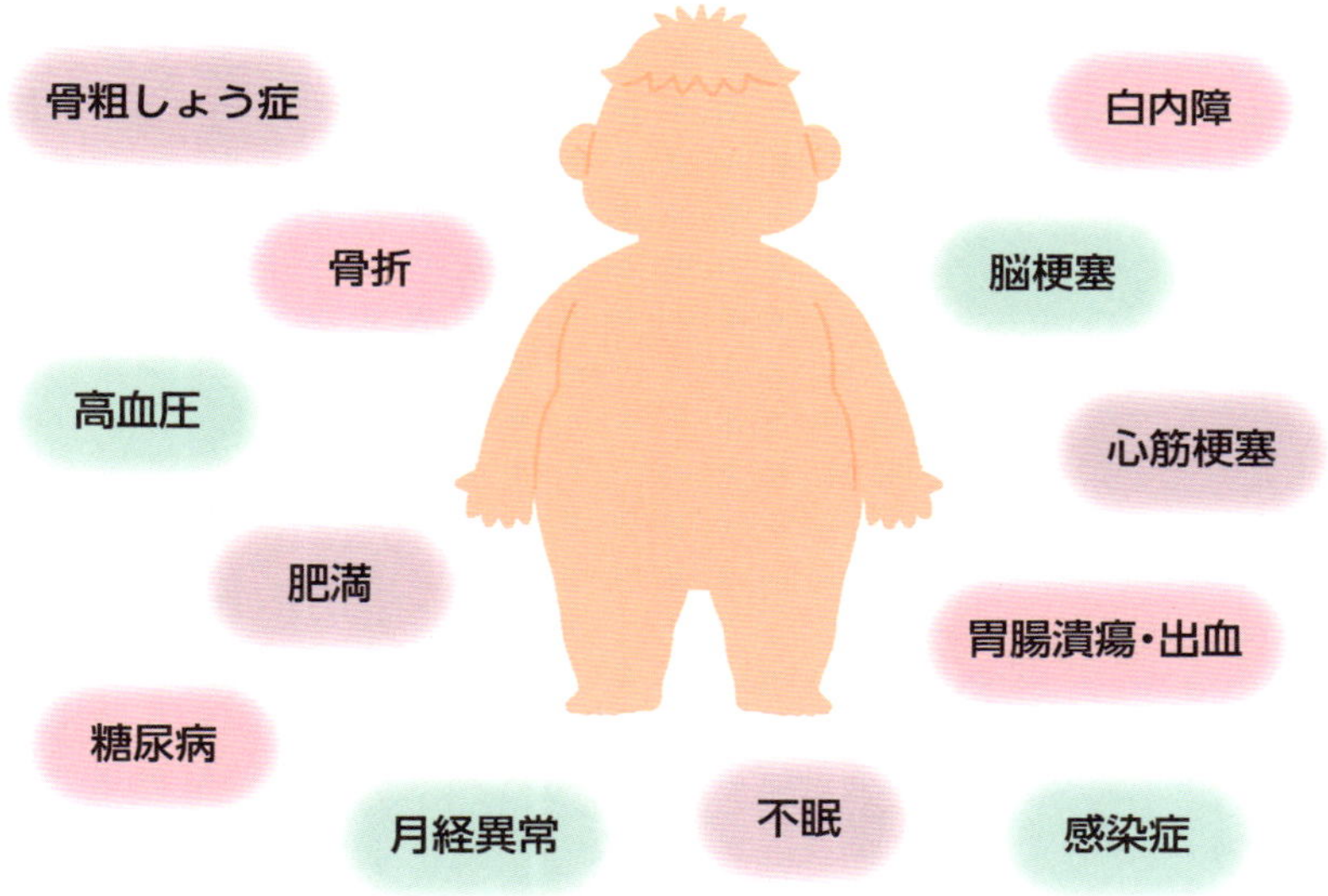

骨粗しょう症
白内障
骨折
脳梗塞
高血圧
心筋梗塞
肥満
胃腸潰瘍・出血
糖尿病
月経異常
不眠
感染症

副作用を避けるには

吸入ステロイド薬を正しく使う
同じステロイド薬でも、吸入薬なら副作用のおそれは少ない。発作の回数も減らせる

ステロイド薬以外の治療薬を併用する
配合剤などを利用しながら、症状のコントロールをはかる

↓

生物学的製剤を使う
(→P98)

重症なら生物学製剤の使用を検討

高用量の吸入ステロイド薬と複数のぜんそく治療薬を併用しても、症状のコントロールが難しい難治性ぜんそくの患者さんには、近年開発が進む生物学的製剤の使用が検討されます。

重症のぜんそく治療に用いられる生物学的製剤には、5種類の抗体薬があります（カッコ内は商品名。2024年現在）。

最初に開発されたオマリズマブ（ゾレア）は、IgE抗体を標的とする抗体薬です。IgE抗体は、マスト細胞とともに即時型のアレルギー反応に深くかかわっています（→P46）。そのIgE抗体にオマリズマブがくっつき、IgE抗体とマスト細胞の結合を防ぐことでアレルギー反応を抑え、炎症を改善する効果が期待できます。

メポリズマブ（ヌーカラ）、ベンラリズマブ（ファセンラ）、デュピルマブ（デュピクセント）は、各種の炎症細胞を活性化させるサイトカインに対する抗体薬です。サイトカインは、さまざまな細胞がつくりだすタンパク質で、ほかの細胞に情報を伝える役割をもっています。それぞれ標的とするサイトカインは異なりますが、サイトカインの働きを阻止することで炎症細胞の活性化を抑え、結果的に炎症が抑制されるという流れは共通です。

また、テゼペルマブ（テゼスパイア）には、各種の細胞に「サイトカインをつくれ」とサインを送る物質の働きを阻止する働きがあります。

いずれも注射薬で、決められた期間ごとに注射を続けます。吸入ステロイド薬など、他の長期管理薬の使用は続けていきます。

難治性ぜんそくにも有効な治療法ですが、従来のぜんそく治療薬にくらべ生物学的製剤は薬価が高いのが難点です。3割負担でも1ヵ月あたりの薬代が数万円にのぼりますが、高額療養費制度など、医療費の助成を受けられる場合もあります。

重症のぜんそく治療に用いられる生物学的製剤

それぞれ少しずつ特徴は異なります。注射のたびに外来に行かずとも、自分で注射をおこなえるものもあります。

種類（一般名）	抗IgE抗体（オマリズマブ）	抗IL-5抗体（メポリズマブ）	抗IL-5Rα抗体（ベンラリズマブ）	抗IL-4Rα抗体（デュピルマブ）	抗TSLP抗体（テゼペルマブ）
商品名	ゾレア	ヌーカラ	ファセンラ	デュピクセント	テゼスパイア
皮下注射の間隔	2週間または4週間ごと	4週間ごと	初回、4週後、8週後。以降は8週間ごと	2週間ごと	4週間ごと
向いている人	アトピー型のぜんそく	好酸球が多い人	好酸球が多い人	好酸球が多い人／FeNO値が高い人	難治性のぜんそく全般
ぜんそく以外の適応	季節性アレルギー性鼻炎 特発性の慢性蕁麻疹	好酸球性多発血管炎性肉芽腫症 鼻茸をともなう慢性副鼻腔炎	なし	アトピー性皮膚炎 鼻茸をともなう慢性副鼻腔炎 結節性痒疹 特発性の慢性蕁麻疹	なし
在宅自己注射	○	○		○	○
対象年齢	6歳以上	6歳以上	6歳以上	12歳以上	12歳以上

自己注射の使用例

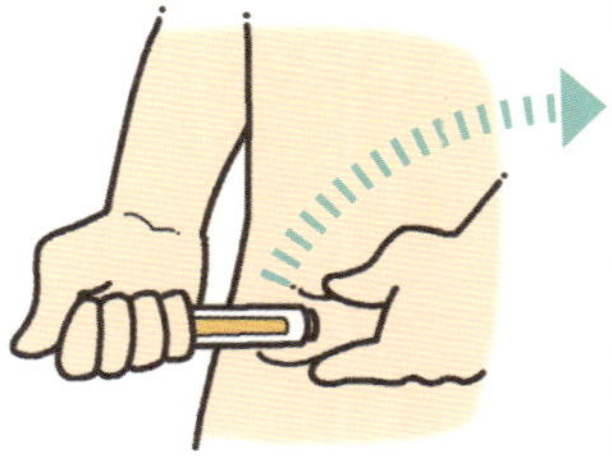

効き方の例

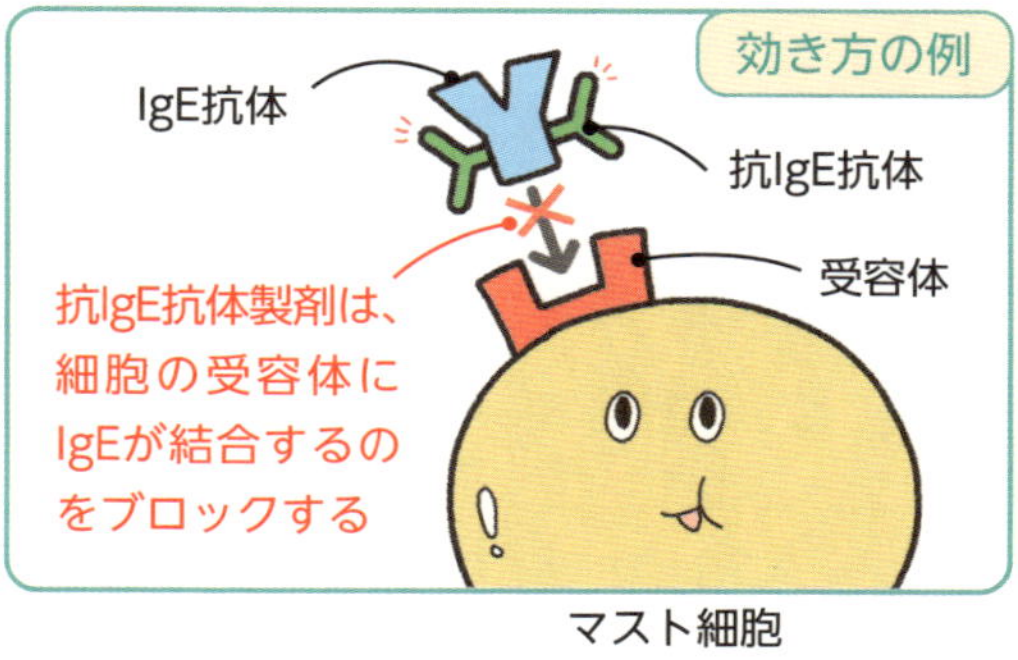
IgE抗体
抗IgE抗体
受容体
抗IgE抗体製剤は、細胞の受容体にIgEが結合するのをブロックする
マスト細胞

アレルゲン免疫療法とは

アトピー型なら検討可能

特定のアレルゲンによって症状の悪化がみられるアトピー型のぜんそくに対しては、アレルゲン免疫療法を受けるのも選択肢のひとつです。

アレルゲン免疫療法は、発症・症状悪化の原因になっている特定のアレルゲンのエキスを少しずつ体内に取り込むことにより、徐々にアレルゲンに体を慣らしていく治療法です。日本では「減感作《げんかんさ》療法」といわれることもあります。

アレルゲン免疫療法の対象となるのは、ダニをアレルゲンとするぜんそくや、ダニやスギ花粉によるアレルギー性鼻炎です。定期的な注射を必要とする皮下注射法（ＳＣＩＴ）と、毎日、自宅で続ける舌下免疫療法（ＳＬＩＴ）がありますが、ぜんそくに対して保険適用が認められているのは、２０２４年の時点では皮下注射法だけです。ただし、アレルギー性鼻炎をともなうぜんそくであれば、舌下免疫療法も保険診療として受けることができます。スギ花粉症の時期にぜんそくがひどくなりやすい人は、スギ花粉に対する舌下免疫療法をおこなうことで、その時期の悪化が防げる可能性もあります。

皮下注射法でも舌下免疫療法でも、３年間以上、治療を続けたほうがよいとされます。その間、ぜんそくの薬物療法も続けていきます。効果を実感できるようになるまでに時間がかかりますが、長く続けるうちに、ぜんそくの症状が出にくくなることが期待されます。アレルギー体質の人は、アレルゲンが増えていくことが少なくありません。アレルゲン免疫療法には、新たなアレルゲンを増やさない効果も期待できます。体質改善につながるという点で、薬物療法と一線を画する治療法といえます。

アレルゲン免疫療法の進め方

ダニがアレルゲンであることが明らかなら、アレルゲン免疫療法は有効な治療法です。子ども（5歳以上）も大人も始められます。

向いている人

- ダニをアレルゲンとするアトピー型ぜんそく
- アレルギー性鼻炎もある
- ふだんの呼吸機能は保たれている

皮下注射法

- アレルゲンのエキスが含まれる注射液を使用する
- はじめは週1回のペースで、徐々に注射する量や、注射液の濃度を高める
- 目標の量と濃度に達したら2週に1回、その後月1回のペースで2〜3年以上継続する

注射後、激しいアレルギー反応が起こることはまれだが、注射後30分ほどは院内で休んで様子をみる

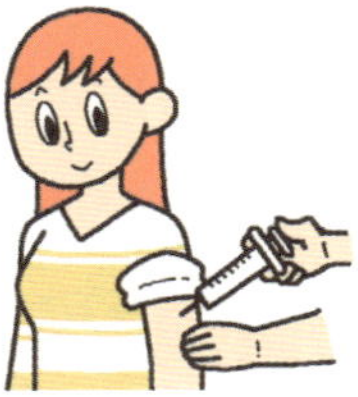

舌下免疫療法

- 1日1回、舌の裏側（舌下）にアレルゲンのエキスを含んだ錠剤を置き、1〜2分間、そのままにしてから飲み込む
- 投与後5分間はうがい、飲食はしない

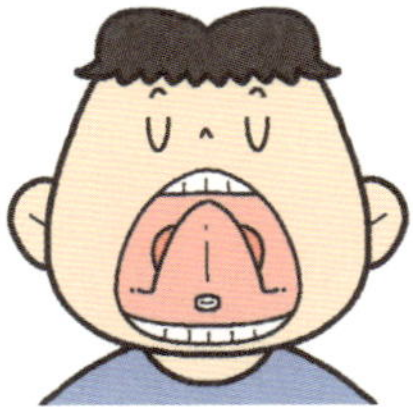

初回は病院でおこない、30分ほど安静にして様子をみる。翌日からは自宅で毎日おこなう

ぜんそくに保険適用があるのは皮下注射法

アレルギー性鼻炎には舌下免疫療法が主流

ダニをアレルゲンとするアトピー型のぜんそく

併存していればどちらの方法でもよい

アレルギー性鼻炎

Column

炎症のしくみの解明が治療法の進化につながる

吸入ステロイド薬はぜんそく治療の基本薬。きちんと使えば効果が高いとお話ししてきました。しかし、きちんと吸入を続けていても、なかなか治らない場合もあります。

ここで改めて2型炎症（→P64）についてふり返ってみましょう。ぜんそくの慢性炎症とかかわりの深い2型炎症では、ヘルパーＴ２細胞（Th2細胞）や2型自然リンパ球（ILC2）が各種のサイトカイン、インターロイキン（IL）４、5、13などをつくりだしています。

じつをいうと、吸入ステロイド薬はヘルパーＴ２細胞からインターロイキンの放出を止めるのには有効なのですが、もうひとつの司令塔である2型自然リンパ球には、効きにくいのです。ステロイド薬の吸入を続けていても、2型自然リンパ球が活発に働いているかぎりインターロイキンを放出し続けるため、気道の炎症が続いてしまうのです。

2型自然リンパ球は、各種の刺激物質やウイルス感染などによって活性化するため、それらを減らしていくことは重要です。

さらに次の一手となるのが、2型自然リンパ球が放出するサイトカイン、各種のインターロイキンが働かないようにする、あるいは2型自然リンパ球やヘルパーＴ２細胞の働きを促す物質（TSLPなど）の働きを阻害する生物学的製剤の使用となるわけです。

炎症がどのようなしくみで生じ、なぜ続くのか。そのしくみを詳しく解明していくことが新しい治療薬の開発につながり、治りにくいぜんそくを、治していくことにつながっているのです。

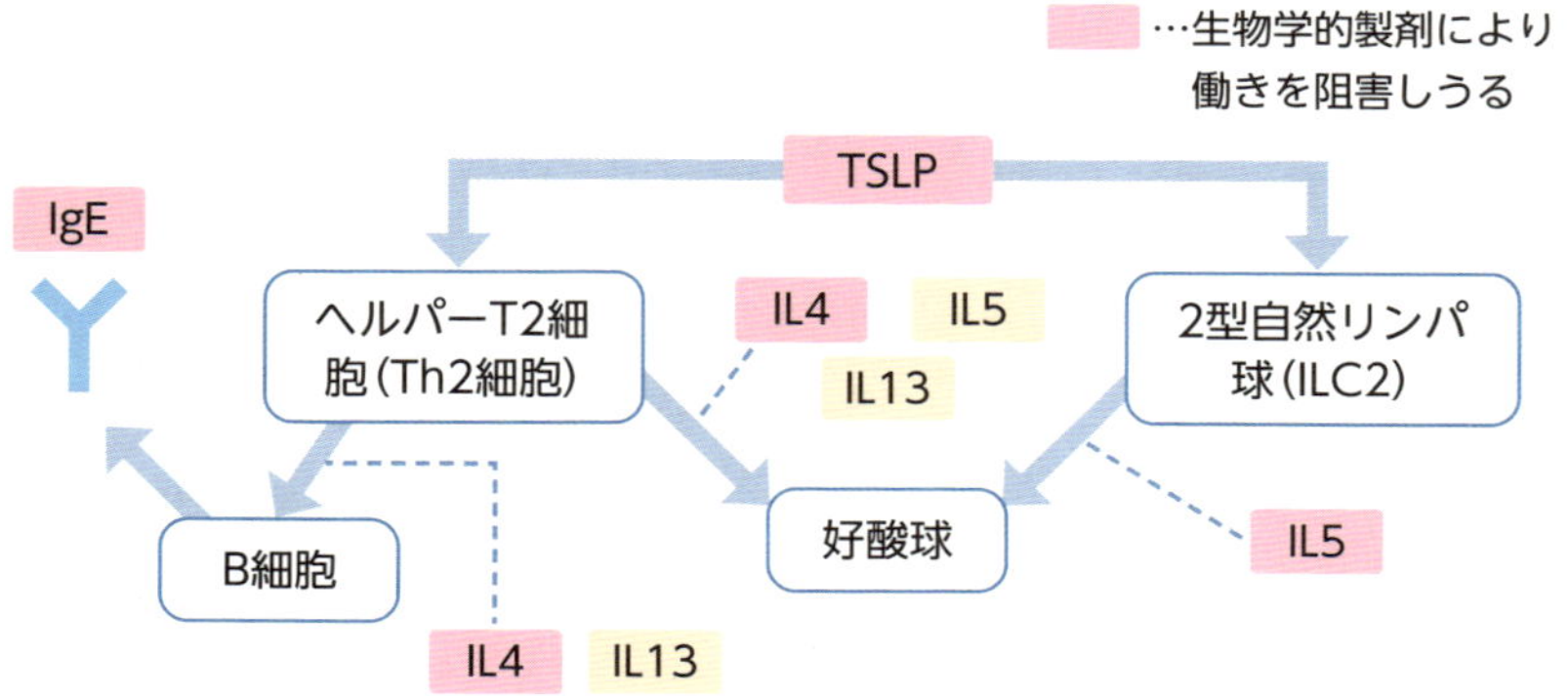

第 4 章

悪化を防ぐ暮らし方

ぜんそくの症状を悪化させないための取り組みは、
日々の生活のなかで続けていく必要があります。
自分のぜんそくのこと、発作が起こりやすい状況などを
自分で把握し、適切に対応していくことが
症状の悪化を防ぐポイントです。

自己管理でぜんそくの悪化を防ぐ

自分の状態を把握していく

ぜんそくは、長期にわたってつきあっていく病気です。発作のくり返しによる悪化を防ぐには、薬物療法と自己管理の継続が欠かせません。

ぜんそくという病気の成り立ちや治療について理解を深めるとともに、自分の状態を把握し、適切に対応していくこと。それが自己管理の基本です。薬を処方するのは医師の役目ですが、薬の使用を含めた症状コントロールのための取り組みは、暮らしのなかで患者さんが自分で、年齢的に難しければ身近な人が率先しておこなわなければ続けられません。自分が使う治療薬の名前やその作用、使用量、器具の使い方など、医師からの説明をよく聞き、理解しておく必要があります。

「医師に治してもらう」とまかせきるのでも、逆に「医師に相談してもしかたがない」とあきらめるのでもなく、ぜんそく治療のパートナーとして、医師と二人三脚で症状のコントロールに取り組んでいきましょう。

自分の体調や症状の把握は、自覚症状だけに頼るのは危険です。重症の患者さんは「息苦しい」という感覚が鈍くなっていて、気道が非常に狭くなっていても気づかないことが多いものです。自分の感覚だけでなく、客観的な評価法を用いて自己観察を続けます。

そのために推奨されているのは、ぜんそく日記の記入やピークフロー値の測定、ぜんそくコントロールテストです。これらを利用すれば、自分や周囲の状況と症状との関連をつかみやすくなります。症状の悪化を早めにキャッチして、より早く適切な対応をとることで発作を防げるようにもなります。

自己管理のポイント

ぜんそくとのつきあいは長くなります。医師にまかせきるのではなく、自分自身のことを知り、悪化を防ぐ取り組みを続けていきましょう。

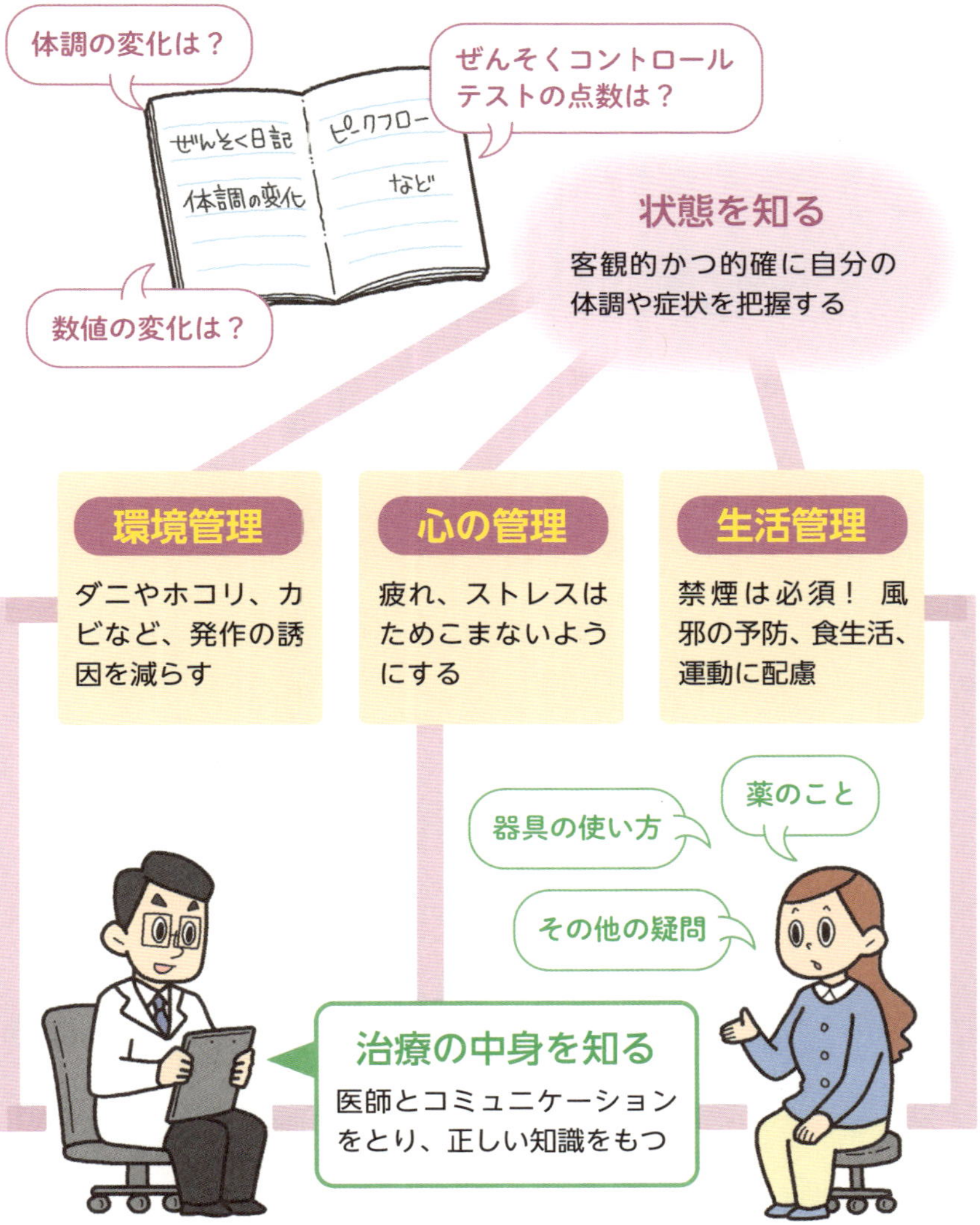
体調の変化は？
ぜんそくコントロールテストの点数は？
ぜんそく日記
体調の変化
ピークフロー
など
数値の変化は？
状態を知る
客観的かつ的確に自分の体調や症状を把握する
環境管理
ダニやホコリ、カビなど、発作の誘因を減らす
心の管理
疲れ、ストレスはためこまないようにする
生活管理
禁煙は必須！ 風邪の予防、食生活、運動に配慮
器具の使い方
薬のこと
その他の疑問
治療の中身を知る
医師とコミュニケーションをとり、正しい知識をもつ

医師と二人三脚で治療に取り組んでいこう

ぜんそく日記をつけよう

毎日の自覚症状や体調、用いた薬、気温や天候、日常生活の状況、ピークフロー値、発作時の状況などを記録したものを「ぜんそく日記」といいます。ぜんそく日記の形式はさまざまです。医師から用紙を渡され、記入するようにいわれることもあるでしょう。インターネットでダウンロードできるものもあります。毎日、記入を続けるのは面倒なように思えるかもしれませんが、基本的には○をつけたり数値を書き入れたりするだけなので、意外に負担にはならないでしょう。

近年は各種のぜんそく日記アプリも登場しています。気象条件が自動的に記録されるものもあり、より手軽に利用できます。ピークフローメーターと連動し、自動的にピークフロー値が記録されるアプリの開発も進んでいます。

日々の状況をふり返り検証する

日々の記録をもとに発作を起こしたときの状況をふり返ってみましょう。ストレスや疲労感、運動との関連、なにか薬を飲んだ、あるいは飲まなかった、季節、天候はどうだったかなど、生活習慣や生活環境の面で共通項がないかみていきます。そうした検証を通じて、どんなときに発作が起こりやすいか、どうすれば体調がよくなるかなど、自分自身を客観的にとらえ、把握することができます。自分の病気、自分の状態を知らずして自己管理は進みません。発作の有無にかかわらず、毎日の日課のひとつとして続けていきましょう。

ぜんそく日記は自己管理に役立つとともに、医師にとっても有用な情報源です。受診時に持参し、医師にみてもらいましょう。症状の推移を把握できれば、より適切な処方を考えてもらえます。

ぜんそく日記の例

ぜんそく日記の書式はいろいろです。スマートフォンのアプリを利用してもよいでしょう。

月 日(曜日)			月 日( )	月 日( )	月 日( )	月 日( )	月 日( )	月 日( )
区 分			朝 昼 夕 夜	朝 昼 夕 夜	朝 昼 夕 夜	朝 昼 夕 夜	朝 昼 夕 夜	朝 昼 夕 夜
喘息の症状		A 大発作						
		B 中発作						
		C 小発作						
		D1 ゼーゼー／ヒューヒュー						
		D2 胸苦しい						
		N 症状なし						
	せき	E1 強い						
		E2 弱い						
		ない						
	たん	量	多・少・無	多・少・無	多・少・無	多・少・無	多・少・無	多・少・無
		切れ	悪い・良い	悪い・良い	悪い・良い	悪い・良い	悪い・良い	悪い・良い
	日常生活	全くできなかった						
		あまりできなかった						
		ほぼできた						
		普通にできた						
	夜間睡眠	息苦しくて全く眠れなかった						
		息苦しくてあまり眠れなかった						
		息苦しかったが眠れた						
		安眠できた						
その他の症状		くしゃみ						
		はなみず						
		はなづまり						
		かぜの症状						
		発 熱						
		息切れ						
喘息コントロールテスト点数								
ピークフロー値注)(L/min) 最高値を記入してください		起床時						
		昼 間						
		夕 方						
		就寝前						
長期管理薬								
発作治療薬								
備考 喘息の症状を起こした原因や誘因、また注射をした場合は、その旨を記入してください。								

該当するところに○をつける

症状があれば○、症状が激しい場合は◎、比較的軽いときは△と区別するのもよい

測定した時間帯の欄にピークフローの最高値を記入する

治療薬の種類別に、吸入薬は吸入した回数、内服薬は錠数、貼付薬は枚数を記入

症状が悪化したときの状況や対応をメモしておく

書面は公益財団法人 日本アレルギー協会／独立行政法人 環境再生保全機構発行の「日記」による。
「日記」は独立行政法人 環境再生保全機構のWebサイトからダウンロードできる

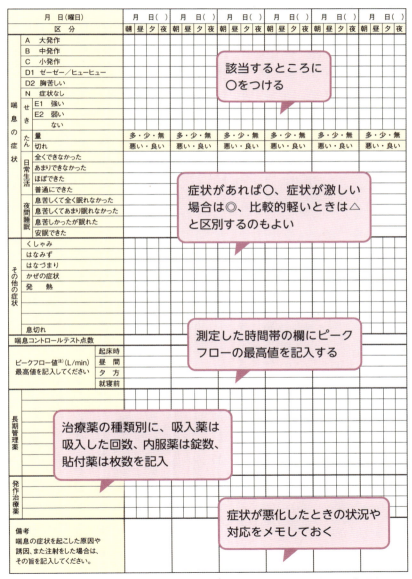

ピークフロー値測定で自己管理を徹底

ぜんそく日記には、ピークフロー値（PEF＝最大呼出量）も記入していきます。ピークフロー値は、一気に強く吐き出した息の速さ（流速）を示す数値で、分速（L／分）で示されます。家庭で簡単に気道の状態をチェックできるように開発されたピークフローメーターという器具を使って測定します。

医療機関でスパイロメーターを使って測定する1秒量（最初の1秒間に吐き出す息の量）と、ピークフロー値には相関がみられます（→P72）。PEF値が高ければぜんそくの状態は良好、低いほど気道は狭まっており、ぜんそくの状態は悪いと判断できます。呼吸の状態、ぜんそくの状態を手軽に知るための指標となります。

自覚症状が出る前から気道の状態を敏感に反映して低下するため、ピークフロー値の測定を続けていると発作を予測できるようになります。早め早めに発作治療薬を用いるなど、適切に対応していくことで発作を未然に防げるようにもなります。

また、どのようなときに低い値になり、どんなときに高くなるか、その変化を追うことで、なにが発作の原因になっているのか、今使用中の薬が効いているかなどを知るのにも役立ちます。

1日2回、起床時と夕方か夜、薬の吸入前に毎回同じ姿勢で同じ時刻に測定します。症状が不安定なときは、昼や就寝直前にも測定してみましょう。

ピークフローメーターにはいくつかの種類がありますが、使い方はほぼ同じです。機器のマウスピースをくわえ、思い切り息を吹き込みます。1回につき、3度測定し、最も高かった値を記録するようにします。

測定は立っておこなうのが基本ですが、症状があってつらいときなどは、座ったままの姿勢などでもかまいません。その場合は、測定時の姿勢についても付記しておきます。

ピークフロー値の測り方

定期的な測定は、薬を使う前におこないます。毎日同じ時刻、同じ姿勢で測定します。

測定方法の例

1
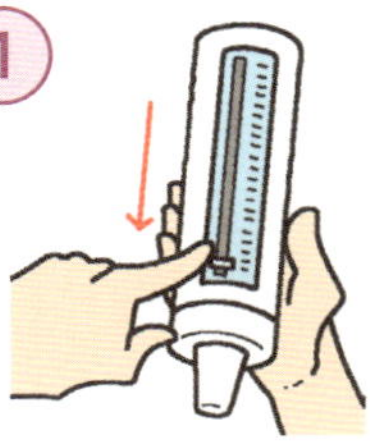
メーターのメモリをゼロに合わせる

2
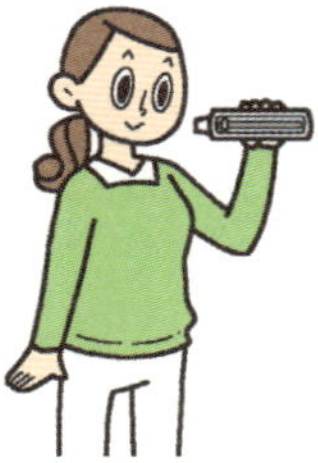
立ち上がってメーターを水平にかまえる

3
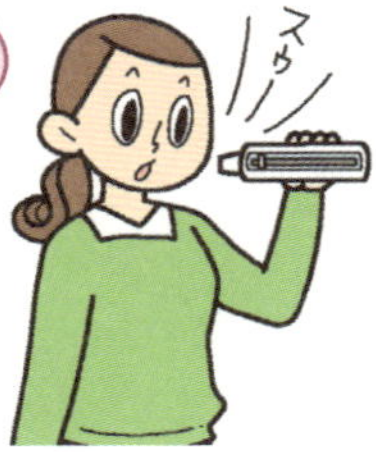
スゥ
できるだけ深く息を吸い込み、マウスピースをくわえる

4
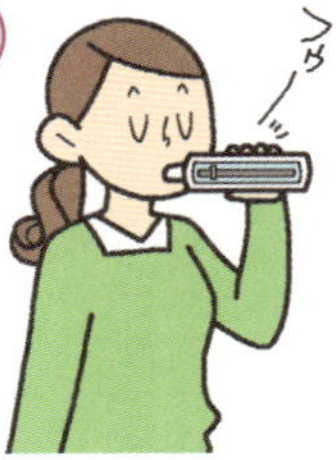
フゥ
力いっぱい息を吹き込む。最後まで息を吐き切る必要はない

5
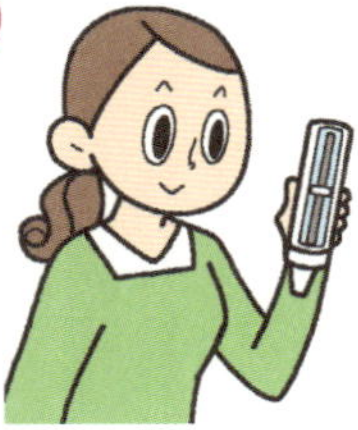
目盛りの数値を読み取ったら、針をゼロに戻し、同じように２回測定する

6
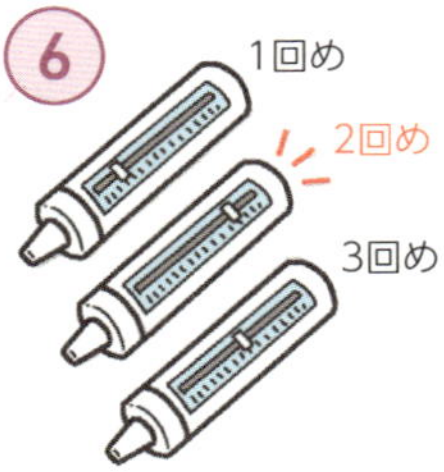
1回め
2回め
3回め
３回の測定のうち、最も高い数値を記録する

●吐く息が弱いと……

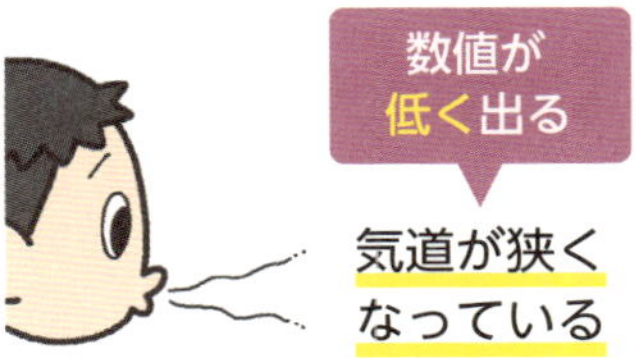
数値が低く出る
気道が狭くなっている

●吐く息が十分強ければ……

数値は高く出る
気道は正常

基準値の80％以上ならおおむね良好

ピークフロー値は変動がみられます。その時々の数値だけでなく比較することが大事です。

呼吸機能が安定しているときの自分の「ベスト値（自己最高値）」、あるいは年齢・性別・身長から割り出された「標準予測値」のどちらかを基準にして、測定した値がその何％にあたるかをみます。測定した値が予測値あるいはベスト値の80％以上なら、気道の状態はおおむね良好と考えられます。

どちらを基準値とするかは、医師と相談して決めてください。ベスト値を用いる場合は、呼吸の状態が安定しているときに数日間、昼間の11時、14時にピークフロー値を測定します。そのなかの最高値をベスト値とします。標準予測値は、ピークフローの器具ごとに算出されたものを用います。

日内や、週内の値を比較してみることも重要です。ピークフロー値は一般に早朝や夜間は低くなる傾向がありますが、とくにぜんそくでは朝は低めになります。1日、あるいは数日内の最高値と最低値に20％以上の開きがあるようなら、気道の過敏性が急激に高まっているととらえられます。発作が起こりやすい状態といえます。

測定した値をグラフ化すると、変動をつかみやすくなります。記録用紙を3つのゾーンに色分けするとよりわかりやすいでしょう。

自分の基準値を100％として、80％以上をグリーンゾーン、60～80％をイエローゾーン、60％未満をレッドゾーンとします。測定値がグリーンゾーン内なら、コントロール状態は良好です。イエローゾーンなら要注意。治療を強化する必要があるかもしれません。レッドゾーンは発作を起こす危険のある状態ととらえられます。

測定値がイエローやレッドゾーンになったときに使う薬や用量、受診のタイミングなどを医師と相談し決めておけば、迅速な対応が可能です。

ピークフロー値を記入する

測定した値はグラフ化するのがおすすめです。測定値を入れると自動的にグラフ化、ゾーン分けされるアプリもあります。

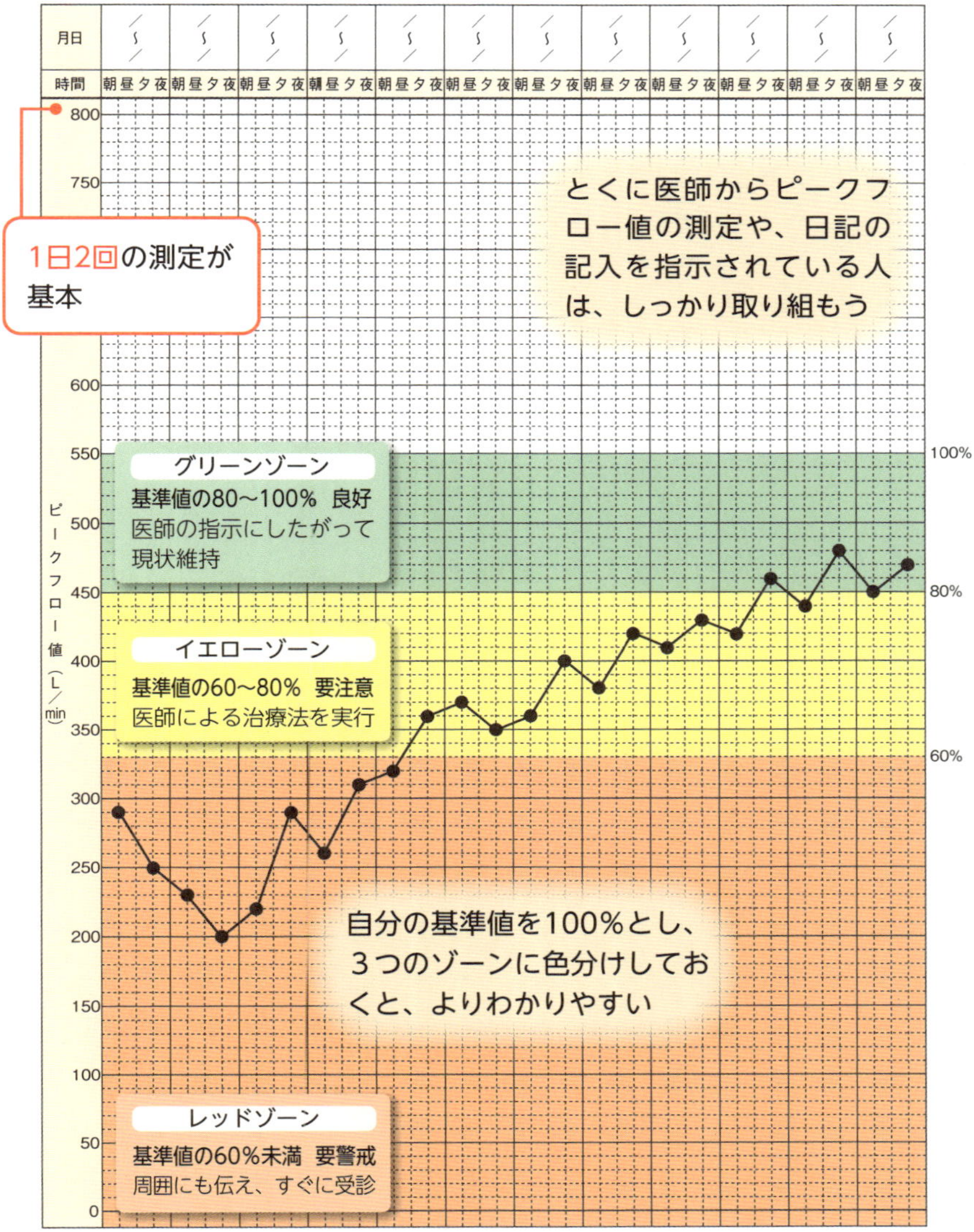

手軽に取り組める判定法もある

毎日ピークフロー値を測定し、ぜんそく日記をつけていこうという気持ちはあっても、なかなか続かないという人も多いでしょう。

毎日の測定と記録を続ければ、治療を進めるうえで大いに役立つのはそのとおりです。「さぼっていたから、今さら記録をしても意味がない」などとあきらめず、「また、やってみるか」と思い立ったら、測定・記録を再開していきましょう。

しかし、あまりにも負担が大きいと感じるなら無理することはありません。ぜんそくのコントロール状態を判定するための、簡単なテスト法もあります。いろいろな方法がありますが、いずれも最近の様子をふり返り、ぜんそくの症状の有無、症状があった場合の頻度、発作止めの吸入薬（$β_2$刺激薬）の使用頻度などを自分でチェックすることで、ぜんそくのコントロール状態を判定できるようになっています。

たとえば、5つの項目に答え、25点満点でコントロール状態を判定する「ぜんそくコントロールテスト（ACT）」というテスト法では、25点の満点であれば完全にコントロールされている状態、20～24点の場合は、順調ではあるものの完全なコントロール状態までもう一歩、20点未満ならコントロールは不十分な状態ととらえられます。質問票はインターネットでダウンロード※できますので、利用してみるとよいでしょう。

また『喘息予防・管理ガイドライン』では、小児ぜんそくの長期管理中にコントロール状態をはかる方法が示されています。子ども向けの質問票ですが、大人が自分で自分の状態をふり返るときにも、ある程度参考になるでしょう。

定期的に自分の状態をふり返って症状を把握しておくことで、主治医に現況を伝えたり、相談したりするのもスムーズになるでしょう。

※https://videos.gskstatic.com/pharma/Health/Japan/asthma/support-tools/act-adult/index.html

最近の状態をふり返ってチェック

良好なコントロール状態といえるかどうか、症状の現れ方も判断材料のひとつになります。ここ1ヵ月くらいの症状をふり返り、チェックしてみましょう。

軽い症状があったか 運動したときや大笑いしたとき、声を上げて泣いたりしたあと、一時的に咳や喘鳴が出た、夜間に咳き込んだがすぐに落ち着いた、など	□ なし	□ 月1回以上	□ 週1回以上
明らかな急性増悪（発作）があったか	□ なし		□ 月1回以上
ぜんそくの症状のために日常生活が制限されていたか 夜になると喘鳴、咳、息切れ、胸苦しさなど、ぜんそくの症状が出てよく眠れない、ぜんそくの症状が出やすく運動ができない、など	□ なし	□ 軽微にあり	□ 月1回以上
発作止めの吸入薬（β_2刺激薬）を使用したか	□ なし	□ 月1回以上	□ 週1回以上
↓	すべて該当する	上記に1つ以上該当あり、かつ不良に該当がない	1つ以上該当する
↓	良好	比較的良好	不良

『喘息予防・管理ガイドライン2024』では、小児ぜんそくの長期管理中のコントロール状態をはかる指標として、上記の項目を示している（表現は平易に変更）。大人の場合でもだいたいの目安になる

生活環境を整えてアレルゲン曝露を減らす

アトピー型ぜんそくはダニに注意

アトピー型ぜんそくの患者さんの多くは、ハウスダストやダニがアレルゲンになっています。ハウスダストには、ダニの死骸やフンが含まれていますから、ダニ対策は必須です。

ダニは気温20度前後、湿度70〜80％程度の環境を好みます。布団や畳、カーペット、布製のソファーやクッションなどをすみかとしています。

ダニのエサになるのは、人間のフケや垢、抜け毛、カビなど。ダニは一年中、活動していますが、なかでも6〜8月は大量発生しやすい時期です。秋口になると死んだダニやフンが急増し、ハウスダストに多く含まれるようになります。ぜんそくが秋口に悪化しやすいのは、温度変化の激しさもありますが、ダニの影響も大きいと考えられます。

住まいから完全にダニを撃退するのは困難を極めますが、ダニの生息数はほこりやゴミの量に比例します。できれば毎日、少なくとも3日に1回は、掃除機をていねいにかけるようにします。

ペットは飼える？

飼っているペットが症状悪化の原因になっていることもあります。とくに問題になるのは猫や犬、ハムスターや小鳥など、毛や羽のある動物です。ペットの毛やフケ、排泄物がアレルゲンになることもあれば、それらがダニを増やす一因になることもあります。

ペットがアレルゲンの場合、信頼できる人に引き取ってもらうのがいちばんですが、難しければ、まめに洗う、部屋の掃除を徹底するなど清潔を保つ、寝室には入れないなどの対策を講じましょう。

生活環境の整備でダニの排除を！

ほこりやゴミがたまりにくい部屋づくりと、徹底した掃除がダニを減らすことにつながります。

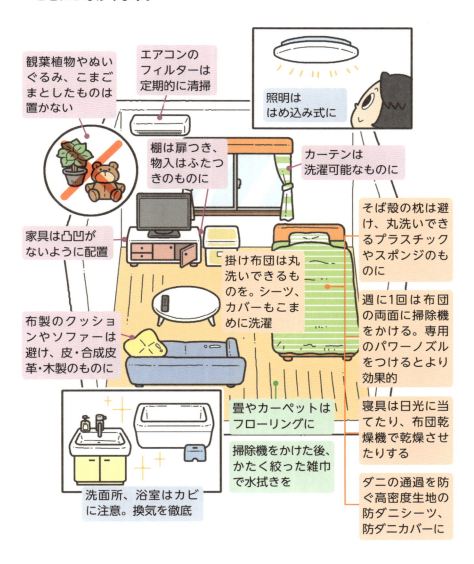

職場環境の見直しも必要

大人の患者さんの場合、職場の環境が発症の要因になることもあれば、もともとぜんそくがある人が、職場環境の影響により症状を悪化させることもあります。職場で扱うものが原因のぜんそくを「職業性ぜんそく」といいます。

職業性ぜんそくには、原因物質に対するアレルギー反応がぜんそくに結びついていることもあれば、原因物質を大量に吸入することによる刺激が気道の炎症のもとになっていることもあります。

症状が出やすいのは就労日で、休日、とくに長期休暇中は症状なく過ごせることが多いようなら、職業性ぜんそくが疑われます。自覚症状だけで判断しにくい場合には、ピークフロー値を測定してみると、就労日と休日の差の有無がわかりやすくなるでしょう。

原因となる可能性のある物質や、それらの物質を扱う可能性のある業種は多種多様です。実際、成人ぜんそくの約15％は、職業性ぜんそくともいわれています。従来は、ゴム（ラテックス）、小麦粉、動物の毛など、動植物由来の物質が主流でしたが、近年は化学物質や金属などが原因となっている例も増えています。

原因物質が特定されている場合には、通常のぜんそく治療に加え、その物質をできるだけ吸い込まないようにしていくことが、症状のコントロールに欠かせない取り組みといえます。

とはいえ、仕事に不可欠なものである以上、完全に避けるのは難しいかもしれません。マスクの着用など、個人でおこなえることには限界があります。原因物質が飛び散らないようにする工夫や、換気システムの改善、防護具の用意など、職場として環境改善に取り組んでいく必要があるでしょう。場合によっては配置転換を願い出るのも選択肢のひとつでしょう。

職業性ぜんそくの原因物質と主な業種

ぜんそくの発症・悪化の原因になりうる物質と、そうした物質に関連する主な業種は次のとおりです。

原因物質		主な業種
高分子量物質	ラテックス（天然ゴム）	医療従事者（医師、看護師など）
	小麦粉、そば粉	パン製造業、麺製造業
	動物の毛、フケ、尿タンパク質	実験動物取扱者、獣医、調理師
	酵素洗剤、酵素	クリーニング業、薬剤師、清酒製造業
	キノコ胞子、花粉	ビニールハウス内作業者、生花業者
	海産物	エビ、カニ食品業者、いりこ製造業者
低分子量物質	薬剤粉塵	薬剤師、製薬会社従業員
	イソシアネート	塗装業、ポリウレタン製造業
	過硫酸塩、パラフェニレンジアミン	美容師、理容師、毛皮染色業
	木材粉塵、米杉（プリカト酸）	製材業者、大工、家具製作者
	無水フタル酸、酸無水物	エポキシ樹脂、耐熱性樹脂製造業者
	クロム、ニッケル、プラチナ	金属メッキ取扱業、セメント製造、白金酵素センサー製造業
刺激物質	煙、刺激性蒸気、ガス、ヒューム、塩素、アンモニア、酢酸、オゾンなど	消防士

（『喘息予防・管理ガイドライン』『喘息診療実践ガイドライン』より抜粋）

自分の職場に当てはまる

症状が就労日に悪化、休日・長期休暇で改善する傾向がある

ピークフロー値でも違いが明らか

↓

職業性ぜんそくの可能性がある

生活習慣の見直しと改善を

タバコは厳禁

見直したい生活習慣の筆頭は喫煙です。喫煙とぜんそくの関係は強く、ぜんそく発症の要因にも症状を悪化させる要因にもなります。タバコの煙に含まれている有害物質は気道の炎症を促進するだけでなく、ステロイド薬の効き方を弱めます。喫煙者はCOPD（↓P148）を合併するリスクも高く、ますます症状のコントロールが難しくなっていきます。

喫煙を続けている患者さんの場合、禁煙なくして改善は見込めません。とはいえ、喫煙によるニコチン依存を断ち切るのは簡単ではありません。禁煙外来を受診し、医療の力を借りるのも一法です。

患者さん自身は喫煙者でなくとも、周囲の喫煙によって副流煙にさらされる機会が多いと、やはりぜんそくの悪化が起こりやすくなります。身近な人は禁煙する、少なくとも徹底した分煙に協力することが大切です。

飲酒で悪化する人は禁酒を

飲酒によってぜんそく症状が悪化することもあります。体内に入ったアルコールは肝臓で分解され、アセトアルデヒドという有害物質になりますが、このアセトアルデヒドにはマスト細胞からのヒスタミンの放出を促し、気道粘膜を収縮させる作用があるのです。日本人はアセトアルデヒドを分解する酵素の働きが弱い人が多く、アルコール誘発ぜんそくを起こしやすいといわれます。

ビールやワインに含まれる成分や、アルコールそのものがアレルゲンとなって、ぜんそくを引き起こすこともあります。飲酒が発作のきっかけになる人は、禁酒を心がけましょう。

見直したい２つの習慣

かつては「大人のたしなみ」などととらえられることもあった喫煙、飲酒の習慣は、この際、改めていきましょう。

喫煙

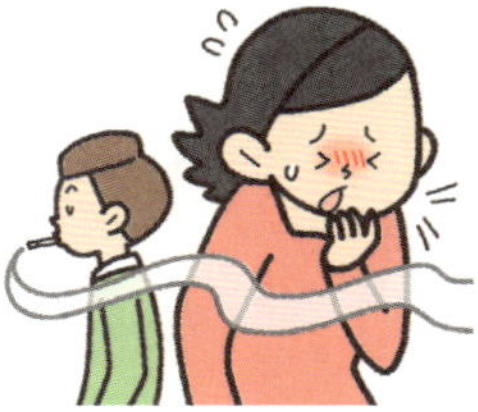

周囲の喫煙による受動喫煙でも同じこと

ぜんそく症状が悪化！

タバコの煙には有害物質がいっぱい。気道の炎症が悪化し、治療効果も低下

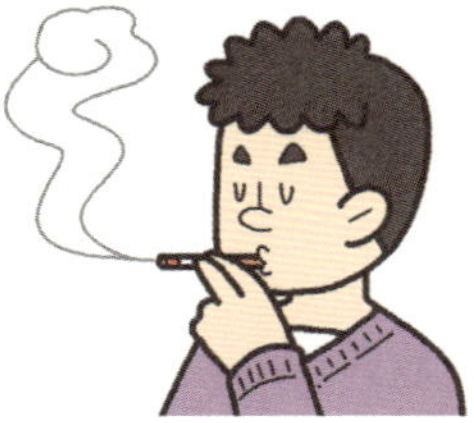

患者さん本人が喫煙すると……

本人の禁煙は絶対。周囲も禁煙または徹底した分煙を

加熱式タバコ、電子タバコに変更してもぜんそく症状の悪化は起こる

飲酒

有害物質に変化

肝臓でアルコールがアセトアルデヒドに変化。アセトアルデヒドにはヒスタミンの放出を促す働きがある

ヒスタミンが気道を収縮させ、症状が悪化！

飲酒で症状が悪化するようなら禁酒を！

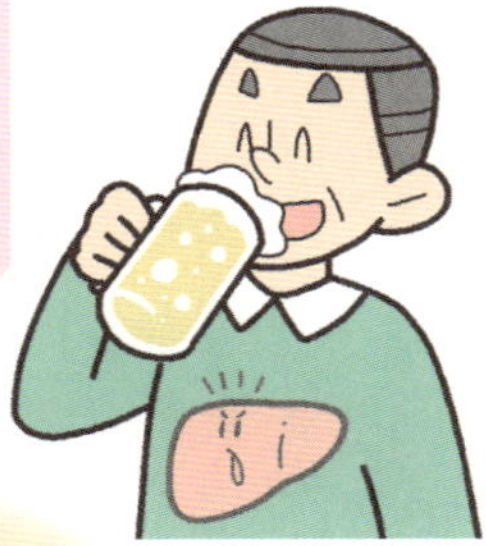

酒類に含まれる成分そのものがアレルゲンになることも

アルコールが体内に入ると……

食物アレルギーがあれば要注意

食事については、食物アレルギーがある場合には注意が必要です。ぜんそくのアレルゲンは吸入性のものが多いのですが、特定の食品がアレルゲンになることもあります。食事中や食後に発作が起きたり、症状が悪化したりすることが多い人は、食物アレルギーの可能性もあります。食品そのものではなく、食品中の保存料や着色料などの食品添加物などに反応していることもあります。医師に相談し、検査を受けておきましょう。アレルゲンが特定されたら、原因となる食品は避けるようにします。

アレルギーとは異なりますが、トウガラシなどの香辛料や、炭酸飲料、冷たすぎたり熱すぎたりする飲食物は気道を刺激します。また、タケノコやヤマイモなど、アクの強いものにはヒスタミンやコリンなど気道収縮を引き起こす成分が含まれています。調子を崩すことが多いようなら、とりすぎないようにします。

腹八分目を心がける

ぜんそくに関連する栄養素として、ビタミンDの低下が症状悪化につながるなどといった報告もありますが、ビタミンDを補充すれば改善するともいえません。特定の食品にかたよらない食事を心がけましょう。さらに大切なのは「食べ過ぎないこと」です。食べ過ぎて胃が膨らむと、横隔膜が押し上げられて肺の動きが悪くなります。満腹になって息苦しさが強まり、発作につながることもあります。

食べ過ぎは肥満のもとにもなります。肥満はぜんそくを悪化させます（↓P144）。肥満の予防・解消のためにも腹八分目を心がけることが大切です。

食物繊維の多い食品や水分を十分にとり、便秘を防ぐことも大切です。極度の便秘もまた、横隔膜の働きを妨げる恐れがあります。水分をとると痰を出しやすくなり、咳の減少にもつながります。

食生活で大切にしたいこと

食事は生活のリズムを整える意味でも重要なもの。食習慣全体を見直し、気になる点は改善していきましょう。

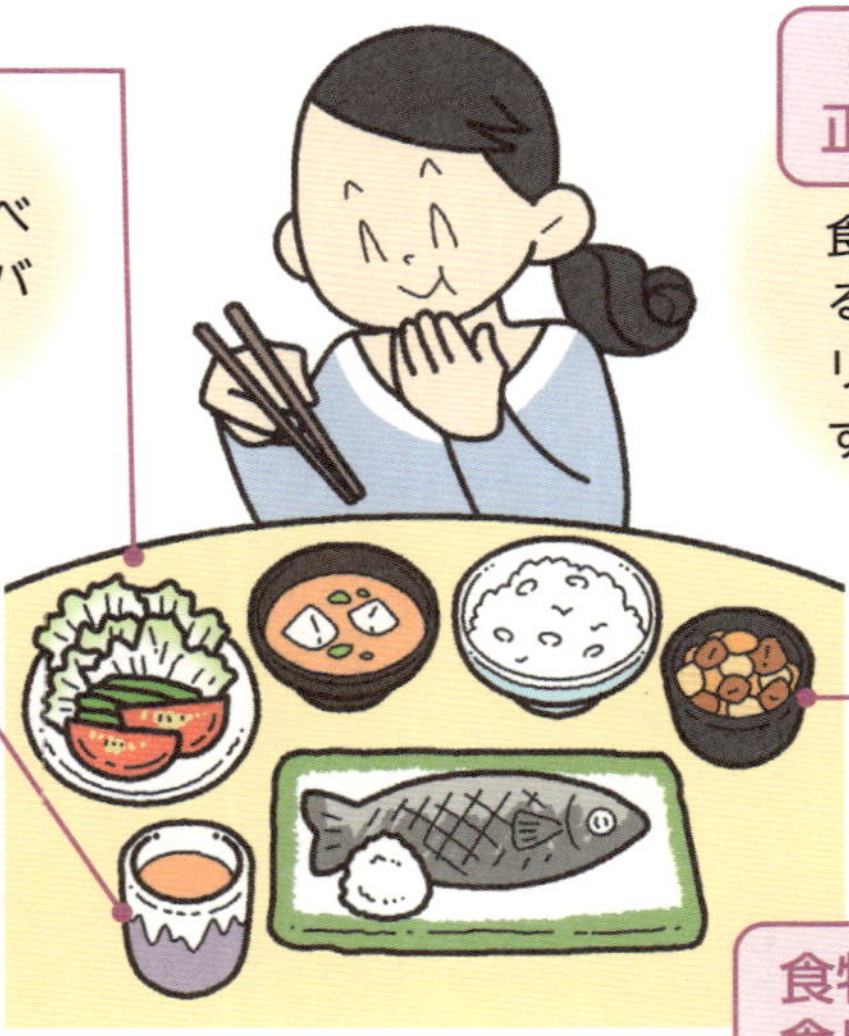

多品目の食品を

いろいろな食品を食べれば、自然と栄養のバランスがよくなる

毎日、規則正しく食べる

食事の時間を守ることで、生活リズムが整いやすくなる

水分を十分にとる

冷たい飲み物は気道を刺激しやすい。温かいお茶やスープを

食物繊維の多い食品を積極的に

野菜やきのこ、海藻などを活用する

腹八分目を心がける

食べすぎて胃が横隔膜を圧迫すると、ぜんそくの症状が出やすくなることも

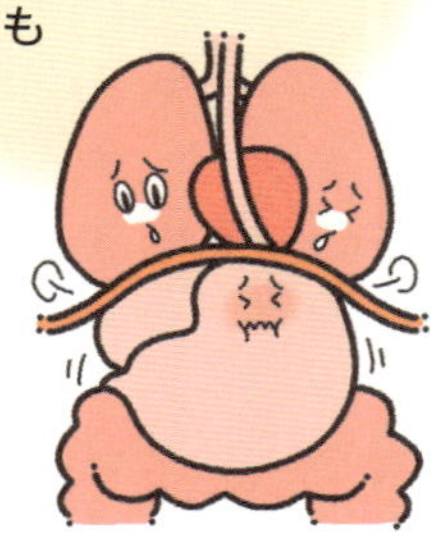

注意したい食品

- 食物アレルギーがある人は、アレルゲンとなっている食品
- 食品添加物を多く含むもの
- 辛い、極端に冷たい・熱いなど、刺激が強いもの
- アクの強いもの（タケノコ、ヤマイモ、ナス、ホウレンソウ、サトイモなど）

発作に注意して適度な運動を

運動をきっかけにぜんそく発作が現れることを恐れ、運動を避ける人も多いようです。しかし、ふだんから治療を続けて症状がしっかりコントロールされていれば、ぜんそくがあってもスポーツや運動を楽しむことはできます。適度な運動は心肺機能を高め、発作を予防する効果も期待できます。ぜんそくのリスクを高める肥満の解消にも役立ちます。

ただし、発作の現れやすさは、運動の内容によって異なります。短距離走のような無酸素運動より、ウォーキングやサイクリングのような有酸素運動のほうが発作は起こりにくいでしょう。サッカーやバレーボールのようなチームプレイを求められるスポーツより、自分のペースでできる個人競技のほうが取り組みやすいようです。

最適なスポーツは水泳です。全身運動であるため持久力がつき、呼吸筋も鍛えられます。ほこりや空気の乾燥などで気道が刺激されにくいでしょう。泳ぐのが苦手なら、水中ウォーキングをするのもよいでしょう。

運動をするときは15〜30分ほどウォーミングアップし、少しずつ運動強度を上げるようにするだけで、発作は起こりにくくなるといわれています。

いつも運動が発作のきっかけになる「運動誘発ぜんそく」とはっきりわかっていれば、医師に相談のうえ、運動前にあらかじめ短時間作用性β_2刺激薬などを吸入しておくことで、発作を予防できます。

なお、競技会に参加するようなアスリートのなかには、ぜんそくがある人も少なからずいると報告されています。激しい運動で呼吸量が増えると気道が乾燥し、粘膜がはがれて傷つきやすくなるためと考えられます（アスリートぜんそく）。予防的に用いる吸入薬の種類によっては、ドーピング*規則違反とされないよう、あらかじめ届け出が必要なこともあります。

用語解説

ドーピング　不正な手段で競技能力を増強させようとする行為。特定の薬物の使用もそのひとつ。治療薬としての使用まで禁じられているわけではないが決まりがある

運動時の注意点

ぜんそくだから運動は無理などということはありません。積極的に体を動かしましょう。ただし、発作を防ぐための準備は必要です。

十分な準備運動

15〜30分ほど、しっかりウォーミングアップ

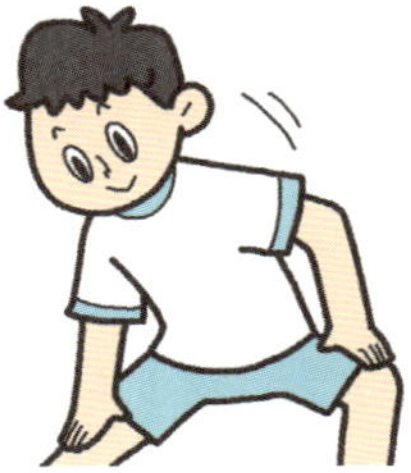

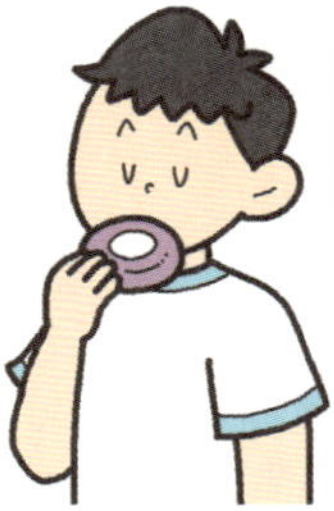

予防薬として吸入

運動でぜんそく発作が起こりやすい人は、医師に相談し、運動の前にβ_2刺激薬などを吸入しておく

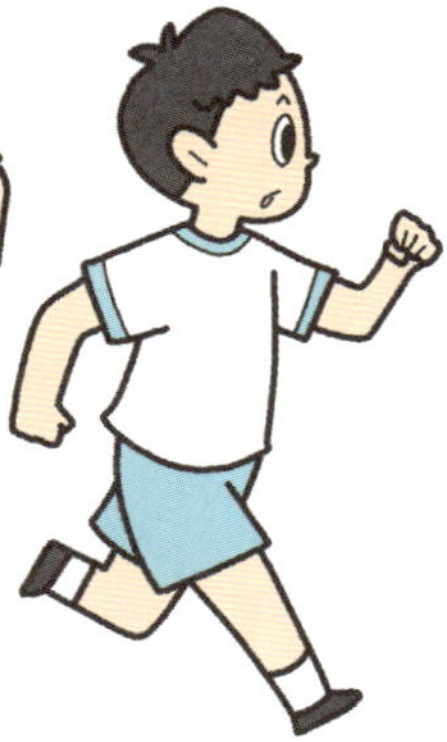

水分を補給する

乾燥は気道の状態を悪化させる。こまめに水分補給を

息切れするような激しい運動は要注意

短距離走やサッカーなど、激しく走り回って息切れするようなスポーツはぜんそく発作を誘発することがある

息苦しくなったら休む

運動の途中で息苦しくなったらすぐに休む。症状がおさまれば再開してもよい

運動を控えたほうがよいとき

- 症状があるとき
  喘鳴や咳が出ているときは、軽い症状でも運動は避ける
- 食後すぐ
  食物アレルギーがある人は食後1時間程度は様子をみる
- 寒い時期の気温が低い早朝
  冷たい空気を吸い込むと発作を起こしやすくなる

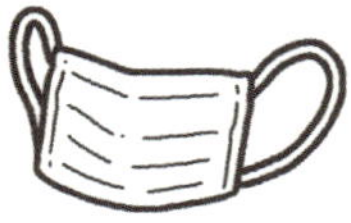

寒いときはマスクを着用

過労・ストレスはぜんそくの大敵

きちんと医師の指示を守って薬物療法を続けているにもかかわらず、たびたび症状が悪化する人、発作を起こしやすい人は、日々の暮らし全体を見直してみる必要があるでしょう。

仕事をがんばりすぎていないでしょうか？ 多忙な生活で慢性的な睡眠不足だったり、不規則な生活が続いたりしていないでしょうか？ 食事をきちんととれていますか？

過労はぜんそくの大敵です。過労そのものがぜんそくの症状を悪化させる原因になるだけでなく、過労によって抵抗力が落ちて風邪をひきやすくなったり、ストレスを感じやすくなったりもします。これらすべてが発作につながるおそれがあります。

するべきことが山積みで休んでいられないというときであっても、疲れている自分に気づくことは重要です。「ここで無理をしたら、かえって問題が大きくなる」と割り切り、十分な休養と睡眠をとるようにしましょう。

ストレスは、身体的なものであれ心理的なものであれ、ぜんそく悪化の大きな要因になります。発作が起こった状況をふり返ってみると、「そういえば、あのときは……」などと、思い当たることがあったりするのでは？

逆にぜんそくの症状が心理的な問題を大きくすることもあります。ぜんそく症状がなかなかコントロールできず、発作をくり返している場合、強い心理的苦痛を覚えたり、睡眠障害が生じたりすることがあります。日常生活が制限され、思うように活動できないことによる業績の悪化が重なり、うつ、不安などにつながる場合もあります。心理状態が悪化すると、薬物療法を正しくおこなうこともできなくなり、ますます症状コントロールが難しくなります。

悪循環を断ち切るためにも、心理状態を悪化させるようなストレスは減らす必要があります。

体の信号を無視しない

症状の悪化がみられるのは、疲れやストレスがたまっているサインかもしれません。体の信号を無視せず、自分の状態に気づくことが大事です。

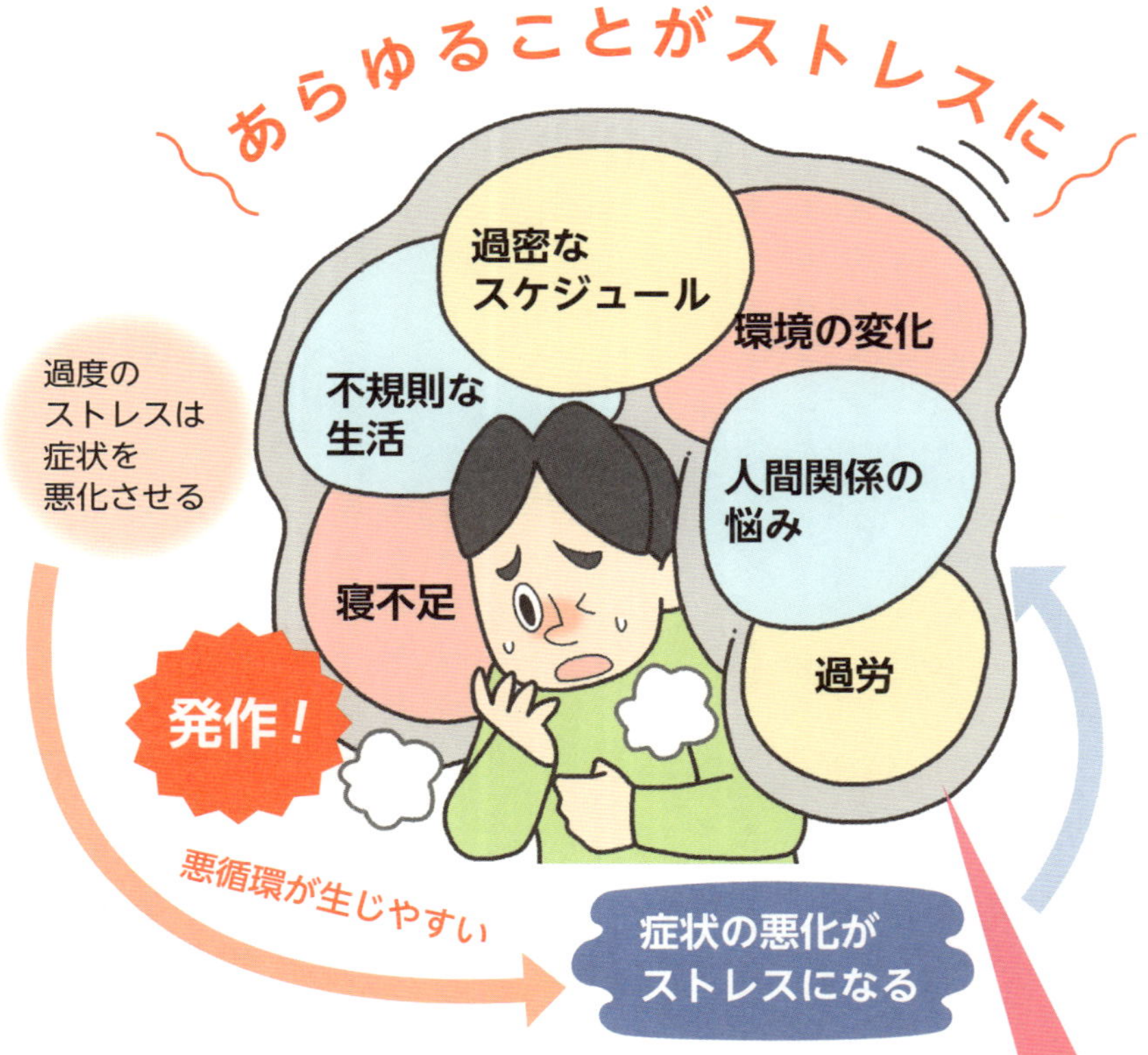
あらゆることがストレスに
過密なスケジュール
環境の変化
不規則な生活
人間関係の悩み
寝不足
過労
過度のストレスは症状を悪化させる
発作！
悪循環が生じやすい
症状の悪化がストレスになる

ストレスを増大させやすいこと

- 人生の転機
  進学、就職、退職、転居、離婚、出産、近親者の病気や死など
- 日常生活上の問題
  対人関係の問題、学業、仕事の負担など
- 性格傾向
  こまかいことが気になる、感情を抑えることが多いなど
- 心理的な問題
  不安、緊張、怒り、うつが強い

好きなことを楽しもう

ストレスがぜんそくの症状を悪化させることがあるからといって、なにもストレスがない状態を目指すべきというわけではありません。完全にストレスをシャットアウトするのは難しく、また、適度なストレスはいきいきと生きるためのスパイスにもなるでしょう。

問題になるのは、ストレスをため込みすぎることです。ストレスをためこんでいても、自分では気づかない人は少なくありません。

まずは自分の限界を知って無理をしないこと、仕事でも、仕事以外のことでも生活リズムを乱すほどにはかかえこまないようにすることが大事です。体の健康を保つことはストレスに強くなる基本です。

心理的なストレスは、それをもたらす原因から離れてみることも考えてみましょう。「しかたがない」「あきらめるしかない」と思い込まず、別の道がないか考えてみてください。ストレスの原因を減らすのが難しければ、自分のかかえる思いを表現する場をつくりましょう。いやなこと、つらい気持ちは適切なかたちで表現することが、ぜんそく症状の悪化を防ぐことにつながります。

ぜんそくがあると、「また発作が起きたらどうしよう」という不安から、何事にも消極的になってしまう人もいます。しかし、あまりに自分の行動に制限をかけると、かえってストレスが増す結果になりかねません。好きなことに熱中しているときは、発作が起こりにくいといわれています。やりたいことには積極的に取り組んでみるとよいでしょう。

先述のとおり、スポーツを楽しむのもよいでしょう、また旅行も発作への備えを忘れなければ問題ありません。携帯する薬を事前に医師から処方してもらい、緊急時の対処法を確認しておきましょう。海外旅行の際は、病名や処方薬を英語や現地の言語で書いたメモを持参すればより安心です。

疲れやストレスはためないことが大事

疲れないように、ストレスがないように過ごそうとするのではなく、疲れやストレスはため込まず、解消していくようにします。

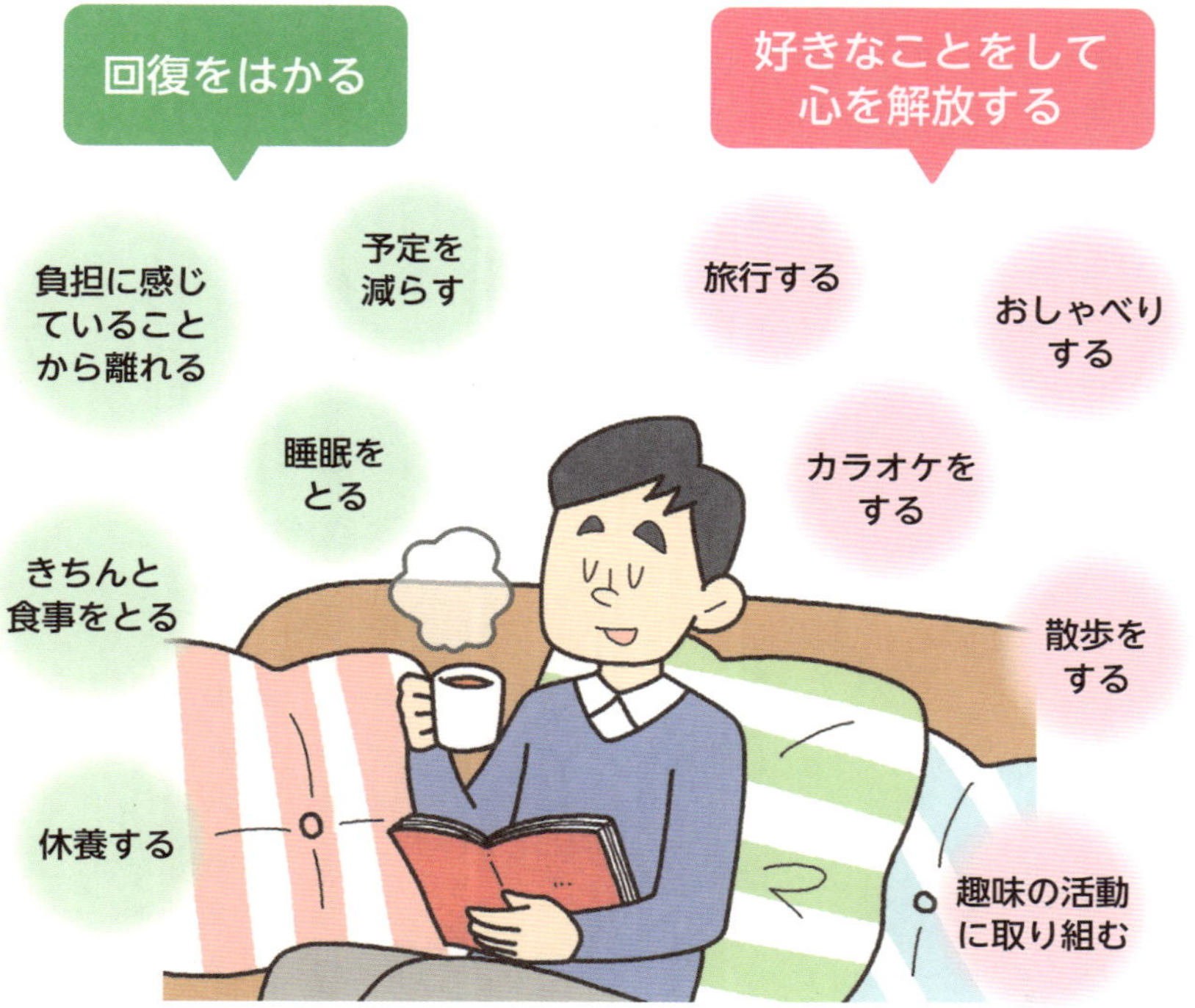
回復をはかる
負担に感じていることから離れる
予定を減らす
睡眠をとる
きちんと食事をとる
休養する
好きなことをして心を解放する
旅行する
おしゃべりする
カラオケをする
散歩をする
趣味の活動に取り組む

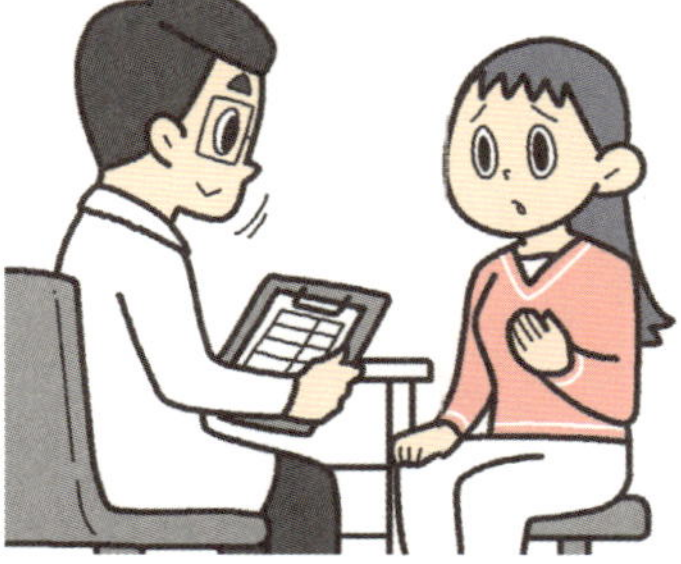

専門家の助けを借りる

自力でのストレスコントロールが難しいときは、心療内科やメンタルクリニックなどを利用する

呼吸器感染症を防ぐ

急性増悪につながる最大の要因

アトピー型、非アトピー型を問わず、ぜんそくの症状を悪化させる最大の原因は、風邪やインフルエンザなどによる気道感染症です。

感染症によって気道の粘膜が炎症を起こすと、気道の過敏性が高まります。わずかな刺激にも反応して気道が収縮しやすくなるため、ぜんそく症状の急激な悪化、すなわち発作へとつながりやすくなるのです。

一方、感染症によるぜんそくの悪化は、感染症を予防すれば避けられるものであり、感染症の予防は、対策しだいで十分に可能なことです。それを教えてくれたのは、2019年末より世界的な問題となった新型コロナ感染症の流行です。国中で徹底的な感染予防対策がとられていた時期には、緊急受診が必要なほどの大きなぜんそく発作が起こる数が例年にくらべて大きく減ったことが明らかになっています。

マスクの着用と換気の徹底、ていねいな手洗いや消毒などが、新型コロナウイルスだけでなく、その他のウイルス感染症の予防に、またアレルゲンを避けることにもつながったと考えられます。残業後、飲食店にくり出すなどといった機会も減り、規則正しい生活を送っていた人も多かったことでしょう。暮らし方しだいでぜんそく症状は改善するということを明らかにしたのが、新型コロナ感染症の流行だったともいえます。

ぜんそく症状の悪化を避けるには、感染症の予防が不可欠です。感染症が流行っている時期には、できるだけ人混みを避けること、外出時のマスク着用と帰宅後のうがい、手洗いを心がけましょう。

改めて心がけたい感染予防策

感染症予防がぜんそく症状の悪化を防ぐことにつながります。各種のウイルスが口や鼻から入り込まないような策を講じましょう。

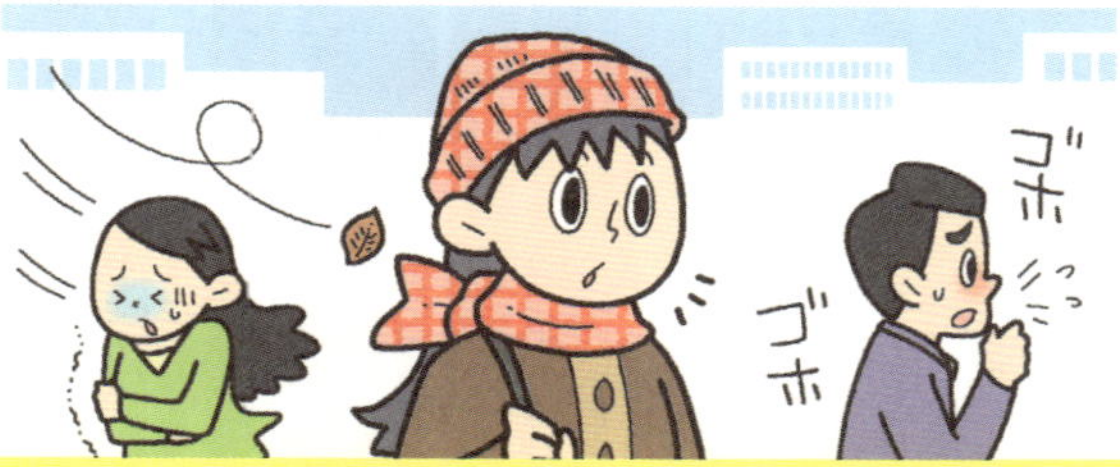

「ただの風邪」でもぜんそく症状を悪化させるもとになる。
日常生活でも十分な注意を

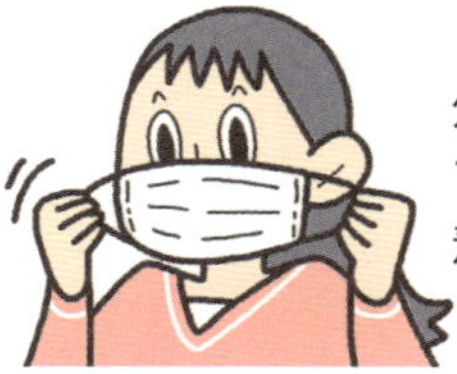

外出時はマスクを着用

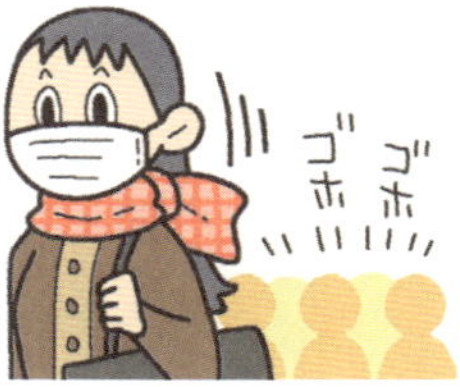

感染症が流行している時期は、できるだけ人混みを避ける

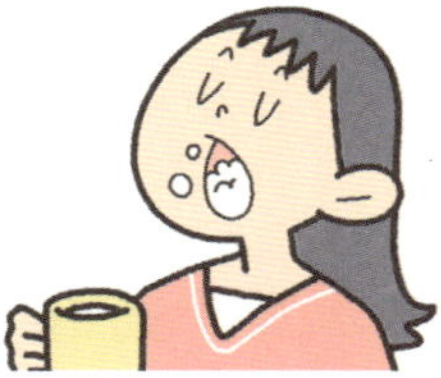

外出したあとは、うがいと手洗いを徹底

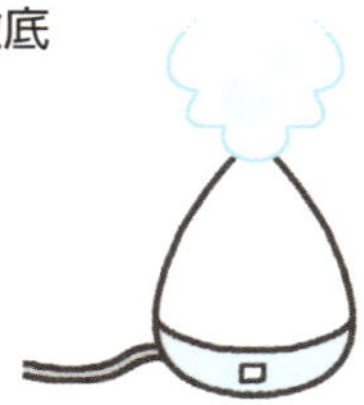

部屋が乾燥しないように適度な湿度を保つ

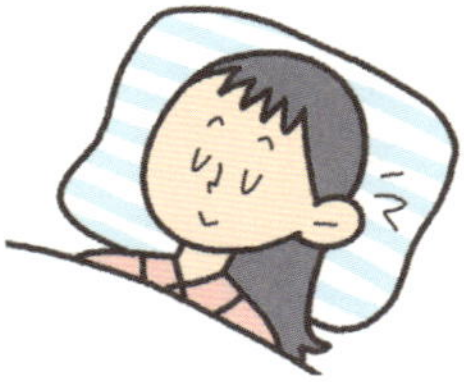

睡眠を十分とる

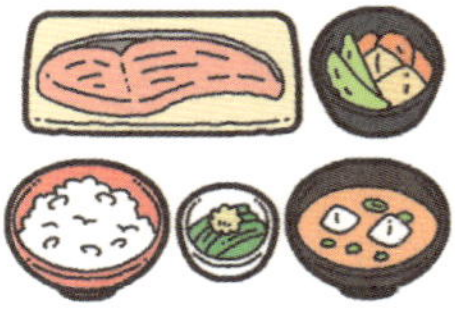

栄養バランスのよい食事を心がける

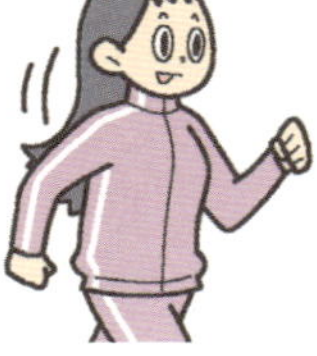

適度な運動を習慣に

ワクチン接種について

感染症の種類によっては、ワクチン接種により重症化の予防を期待できる場合もあります。

インフルエンザは、冬場の流行シーズン前に予防接種を受けておくのもよいでしょう。ぜんそく症状の悪化をまねきやすい感染症のひとつである肺炎球菌性肺炎に対しても、ワクチンが用意されています。高齢の患者さんなどは、接種を検討してもよいでしょう。新型コロナワクチンの予防接種についても同様です。

いずれのワクチン接種も、ぜんそくの症状が落ち着いているときに受けるようにします。また、アレルギーを起こしやすい人や、過去の予防接種で重い副反応を経験した人などは、事前にぜんそくの主治医と接種の可否を相談してください。インフルエンザワクチンに関しては製造過程で鶏卵を使うため、ワクチンにごく微量の卵成分が含まれています。卵アレルギーがあるからといって必ずしも予防接種ができないわけではありませんが、アレルギーの程度などにもよります。主治医とよく相談しましょう。

かかってしまったら早めに治療

予防対策を講じても、必ず感染を避けられるわけではありません。原因となったウイルスがなんであれ、かかったあとは早めに受診し、しっかり治療を受けて症状を長引かせないこともぜんそくの悪化を防ぐ大事なポイントです。

新型コロナウイルスに感染したあと、咳が長引く人も多い傾向がみられました。咳が長引けば気道の状態は悪化しやすくなります。

市販の風邪薬の多くはＮＳＡＩＤｓやアスピリンが含まれています。自己判断で使い続けず、医療機関を受診して、適切な治療薬の処方を受けてください。場合によっては咳ぜんそくとして、吸入ステロイド薬を使用したほうがよいこともあります。

早期対応で悪化を防ぐ

感染症の予防も治療も、早め早めの対策が有効です。

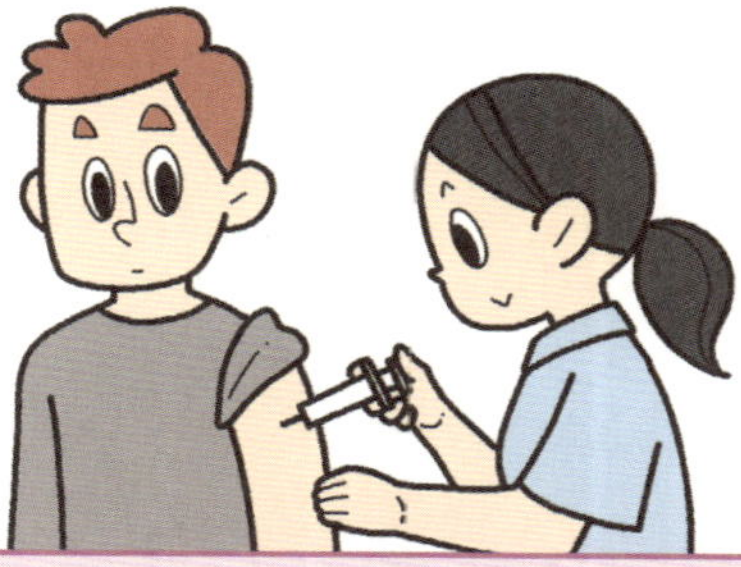

日常的な健康管理を継続

日常的な感染症予防対策に加え、日々、疲れをためないように心がける

流行期の前にワクチン接種を検討

たとえばインフルエンザは、通常冬場に流行する。晩秋から年内にかけて、ぜんそく症状が落ち着いているときを見計らってワクチン接種をしておくとよい

異変を感じたら休む

いつもと違う感じがあれば、保温・栄養・休養を心がける

体調の悪さが続くようならすぐ受診

1～2日休んでも体調が回復しないようなら、かかりつけ医に受診する

ぜんそくがある人は解熱剤を使えない？

すべてのぜんそく患者さんが、アスピリン（NSAIDs過敏）ぜんそくというわけではありません。これらの成分を含む薬の服用後に症状が悪化したことがない人なら、使用しても問題はないでしょう。

また、解熱剤として使われる成分のうち、少量（1回300㎎以下）のアセトアミノフェンや、NSAIDsでも作用のしかたが他のものと異なる一部の薬（セレコキシブなど）、葛根湯、地竜など解熱作用のある漢方薬は、ぜんそくがあっても比較的安全に使用できるとされています。

月経や妊娠とぜんそくの関連

月経とぜんそく

女性のぜんそく患者さんのなかには、月経前にぜんそく症状が悪化しやすくなる人もいます。理由ははっきりしませんが、3〜4割の女性患者さんで、月経前にピークフロー値の低下がみられるといわれます。ぜんそくが重症であることや肥満は、月経前の症状悪化のリスクを高めるとされます。

月経前にロイコトリエン受容体拮抗薬を服用することで症状が悪化しにくくなるという報告もありますが、まずはふだんからの症状のコントロールと、肥満をまねくような生活を見直していきましょう。

月経痛を抑えるための鎮痛薬にも注意が必要です。アスピリン（ＮＳＡＩＤｓ過敏）ぜんそくがある場合でも、ぜんそくの発作を誘発しにくいアセトアミノフェンなら使用可能です。

妊娠とぜんそく

妊娠中のぜんそく患者さんでは、約20％にぜんそく症状の悪化がみられるといわれます。とくにもともとぜんそくが重症だった患者さんは、妊娠中の症状悪化が起こりやすくなります。

妊娠中は、大きくなっていく子宮に横隔膜《おうかくまく》が押し上げられ、妊娠週数が進むにつれて息苦しさが生じるのは一般にみられることです。しかし、背後にぜんそくの悪化が隠れていることもあります。

ぜんそく患者さんの場合、流早産や低出生体重児などの頻度が高いとの報告もあります。ぜんそくの悪化により、おなかの赤ちゃんが酸素不足に苦しむおそれもありますから、妊娠中もしっかりぜんそくをコントロールしていきましょう。吸入ステロイド薬が赤ちゃんに悪影響を及ぼす心配はありません。

女性にぜんそくが多い理由

成人ぜんそくの有病率は、男性より女性のほうが高めです。治療を続け、症状の変動を防いでいきましょう。

ホルモンバランスの変化が大きい

生殖年齢の女性は、月経周期によるホルモンバランスの変動が大きく、それがぜんそく症状になんらかの影響を与えていると考えられる

気道が細め

男性にくらべ、女性は一般に体格が小さめ。気道の太さも男性にくらべて細めであることから、気道収縮により、息苦しさが出やすい

妊娠による体内環境の変化

ホルモンバランスの変化だけでなく、おなかのなかで赤ちゃんが大きくなっていくことによる物理的な変化も、ぜんそく症状の悪化につながりやすくなる

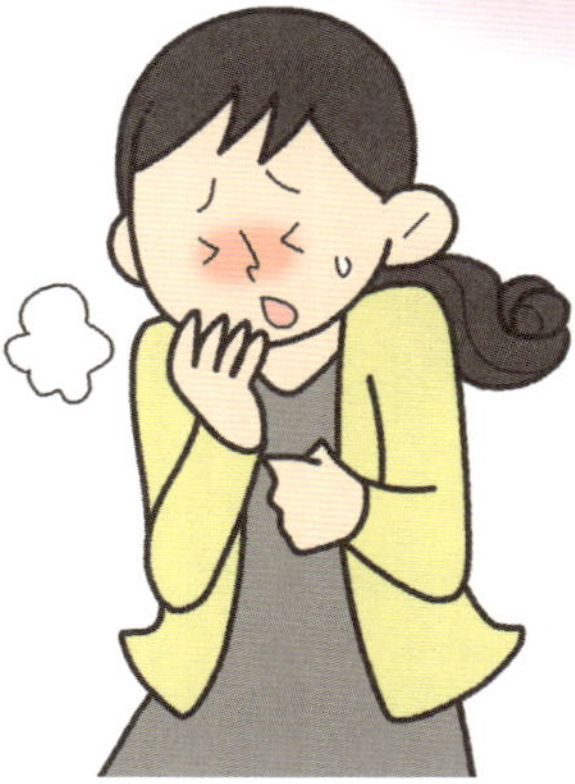

赤ちゃんのためにもぜんそく治療はしっかり続ける

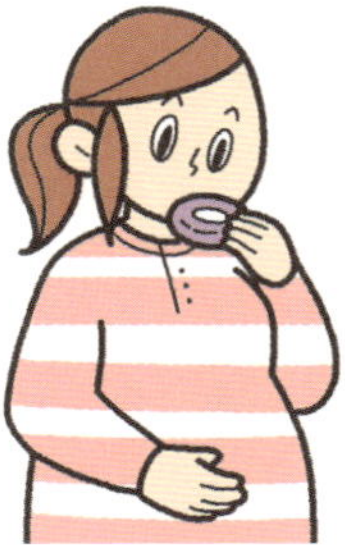

妊娠中は、できるだけ薬を使いたくないと考える人も多いでしょう。しかし、ぜんそくの治療薬はどれも安全性が高く、おなかの赤ちゃんに悪影響を与える心配はまずありません。
むしろ、不十分な治療でぜんそくが悪化することの影響のほうが深刻です。きちんと治療を続けましょう。

Column

仲間といっしょに取り組み続けよう

日々の暮らしのなかで、「これでいいのかな？」「こういうときはどうすればいいのだろう？」などと、迷ったり不安を覚えたりすることもあるでしょう。主治医に相談するにも受診の機会は限られています。そんなとき、信頼できる情報や気軽に話せる仲間の存在は大きな力になるでしょう。

ぜんそくに関しては、患者会や支援団体などが複数あります。ホームページを通じて情報提供をおこなったり、実際に集う場を設けたりと、活動の内容はさまざまです。情報を集めるだけでなく、活動に参加してみるのもよいでしょう。

長い道のりだからこそ、同じ目標をもつ「仲間」を見つけ、いっしょに取り組んでいけるとよいでしょう。

患者団体

全国組織である日本アレルギー友の会のほか、各地域、各医療機関などで患者会が組織されていることもあります。

- 認定NPO法人
  日本アレルギー友の会
  http://www.allergy.gr.jp/

気管支ぜんそく、アトピー性皮膚炎などのアレルギー疾患に対し、セルフコントロールしていくための情報提供や、ピアカウンセリング（仲間同士の相談）を通じて、患者さんが前向きに生きることができるようにサポートしています。

患者による療養相談や、月刊誌の発行、専門医の講演会、集いの場の提供、日常生活での対応法や吸入器の正しい使い方などを学べる実践講座の開催、社会への情報発信など、幅広い活動を続けています。

学術団体・支援団体

それぞれのホームページには一般市民向けの情報もまとめられており、閲覧できるコーナーが設けられています。

- 一般社団法人
  日本アレルギー学会
  https://www.jsaweb.jp/
- 一般社団法人
  日本喘息学会
  https://jasweb.or.jp/
- 一般社団法人
  日本小児アレルギー学会
  https://www.jspaci.jp/
- 公益財団法人
  日本アレルギー協会
  https://www.jaanet.org/
- 独立行政法人
  環境再生保全機構
  https://www.erca.go.jp/

第 5 章

併存する病気に気づく、治す

ぜんそくの治療を続けていても、
症状のコントロールがなかなかうまくいかないときは、
むやみに薬の量や種類を増やす前に
改めて心身の状態を見直していくことが必要です。
ぜんそくとは無関係と思っていた病気が、
じつは治りにくさの原因になっていることもあります。

「ぜんそくだけ」ではないことも

「難治」のかげに別の病気があることも

複数の治療薬を併用したり、生物学的製剤を使ったり、使用を検討したりするほど重症度が高く、治療を続けていてもなお症状のコントロールが不良で発作をくり返す、あるいは症状が安定していても治療をステップダウンさせると症状の悪化がみられる――そうした状態のぜんそくは「難治性ぜんそく」といわれます。

「なかなか治らない」という人のなかには治療薬を決められたとおり使えていない人もいます（↓P94）。そうした場合を除く、真の意味での難治性ぜんそくは、患者さん全体の4～5％といわれます。

治りにくさの背景には、生活環境、生活習慣の改善ができていないこともあるでしょう。生活習慣と関係の深い肥満は、ぜんそくの症状を悪化させる大きな要因になります（↓P144）。

また、ぜんそくとともにかかえている病気や症状が、ぜんそくを悪化させていることも少なくありません。「ぜんそくとは関係ない」と思っている病気や症状が、じつはぜんそくの病状を悪化させていることもあります。体の病気だけでなく、心の病気がぜんそくの悪化につながることもあります。

ぜんそくの治療をきちんと続けているのになかなかよくならない人、呼吸器症状以外にも気になる症状がある人は、ぜんそく以外の病気がないか、きちんと調べてもらいましょう。

とりわけ高齢者は、腫瘍性の病変や心不全、慢性的な呼吸器の感染症などを併存している可能性が高くなります。ぜんそくの悪化とみなされ、治療をしてきたものの、じつは別の病気の症状だったなどということもあります。

あるかもしれない別の病気

「ぜんそくが治らない」という場合、別の病気が合併していないか、あるいはぜんそくではなく別の病気の症状ではないか、確かめておく必要があります。

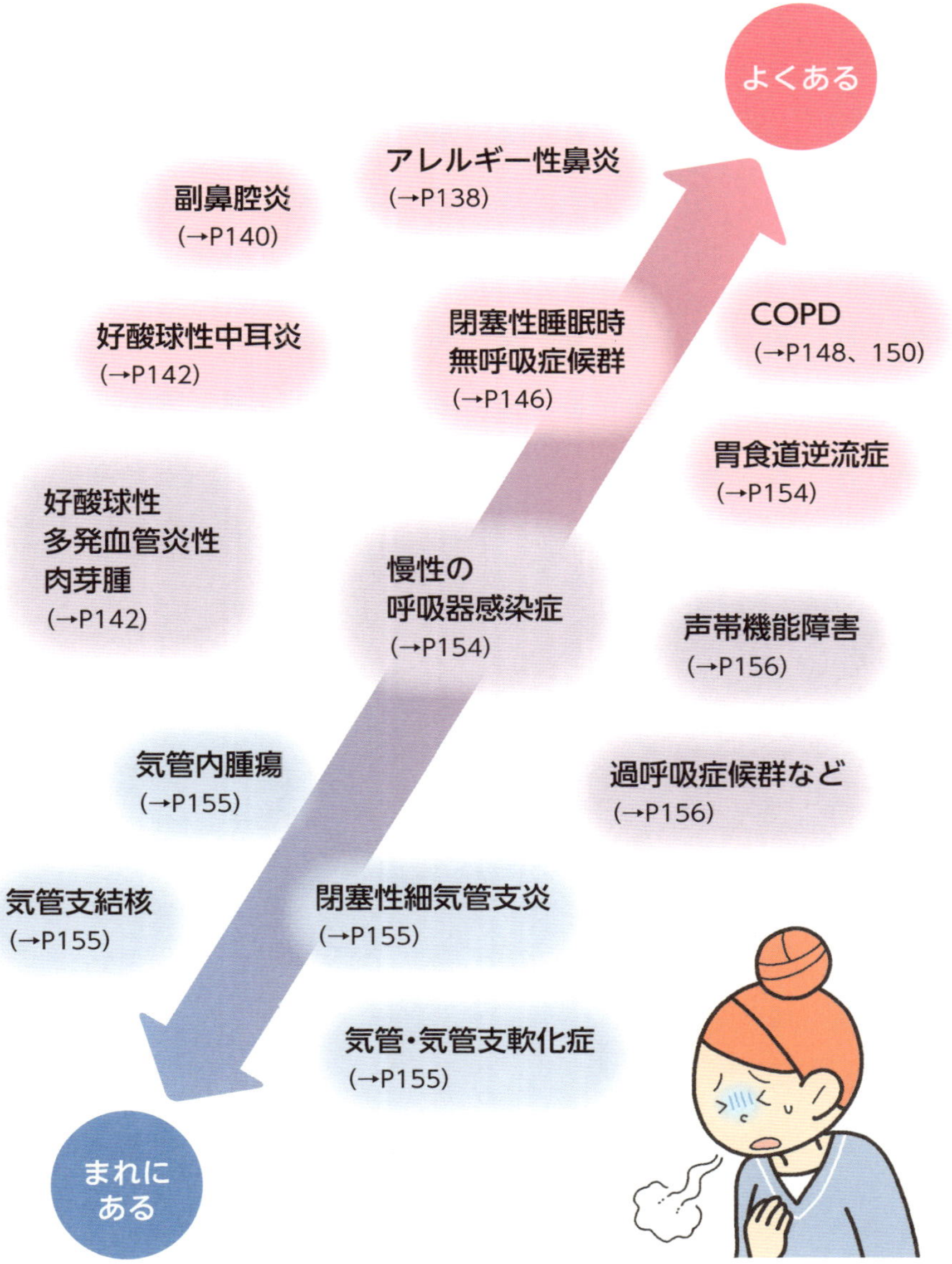

最大の合併症、アレルギー性鼻炎

全ぜんそく患者の約7割に合併

ぜんそくの患者さんのなかには、ほかのアレルギー疾患を併発している人が多くみられます。

とくにアレルギー性鼻炎は、ぜんそくに合併しやすいことが知られています。アレルギー性鼻炎はぜんそくの発症リスクを高める要因のひとつであると同時に、ぜんそくに合併している場合、ぜんそく症状の悪化をまねくおそれもあります。

小児ぜんそくでは70％以上、成人ぜんそくでも60〜70％はアレルギー性鼻炎もあるといわれます。逆に、アレルギー性鼻炎の患者さんの20〜30％はぜんそくが合併するとされています。くしゃみ、鼻水が続くようなら、ぜんそくの治療を受ける際、その旨を医師にきちんと伝えるようにしましょう。

アレルギー性鼻炎には、一年中、鼻炎症状がある通年性アレルギー性鼻炎と、特定の植物の花粉が飛散する時期のみにみられる季節性アレルギー性鼻炎、いわゆる花粉症があります。

通年性アレルギー型のぜんそくのアレルゲンの大半は、アレルギー性鼻炎同様、ダニやハウスダストです。カビ、ペットのふけなどがアレルゲンになることもあります。また、ぜんそく患者さんの4割程度はスギ花粉症があり、花粉の飛散が多い時期にはぜんそく症状が悪化しやすい人が目立ちます。

アレルゲンの種類は違っても対応のしかたは共通です。原因アレルゲンをできるだけ避け、必要に応じて薬物療法を受けましょう。ダニやスギ花粉がアレルゲンであることが明らかなら、アレルゲン免疫療法も選択肢のひとつです。

鼻炎とぜんそくは「気道に生じる病気」として一体化してとらえ、対応していくことが重要です。

「ひとつの病気」として治療

ぜんそくは気管支に、鼻炎は鼻に炎症が生じていますが、アレルギー反応が関与している場合には、同時に双方の治療をおこなっていくことが重要です。

根っこは共通。いっしょに治す

- 原因アレルゲンの除去・回避
- 薬物療法
- アレルゲン免疫療法

手術療法

アレルギー性鼻炎で、鼻中隔彎曲《びちゅうかくわんきょく》（鼻の穴を隔てる壁が曲がっていること）、鼻茸《はなたけ》（鼻ポリープ）などが改善の妨げになっている場合は、手術治療も考慮される

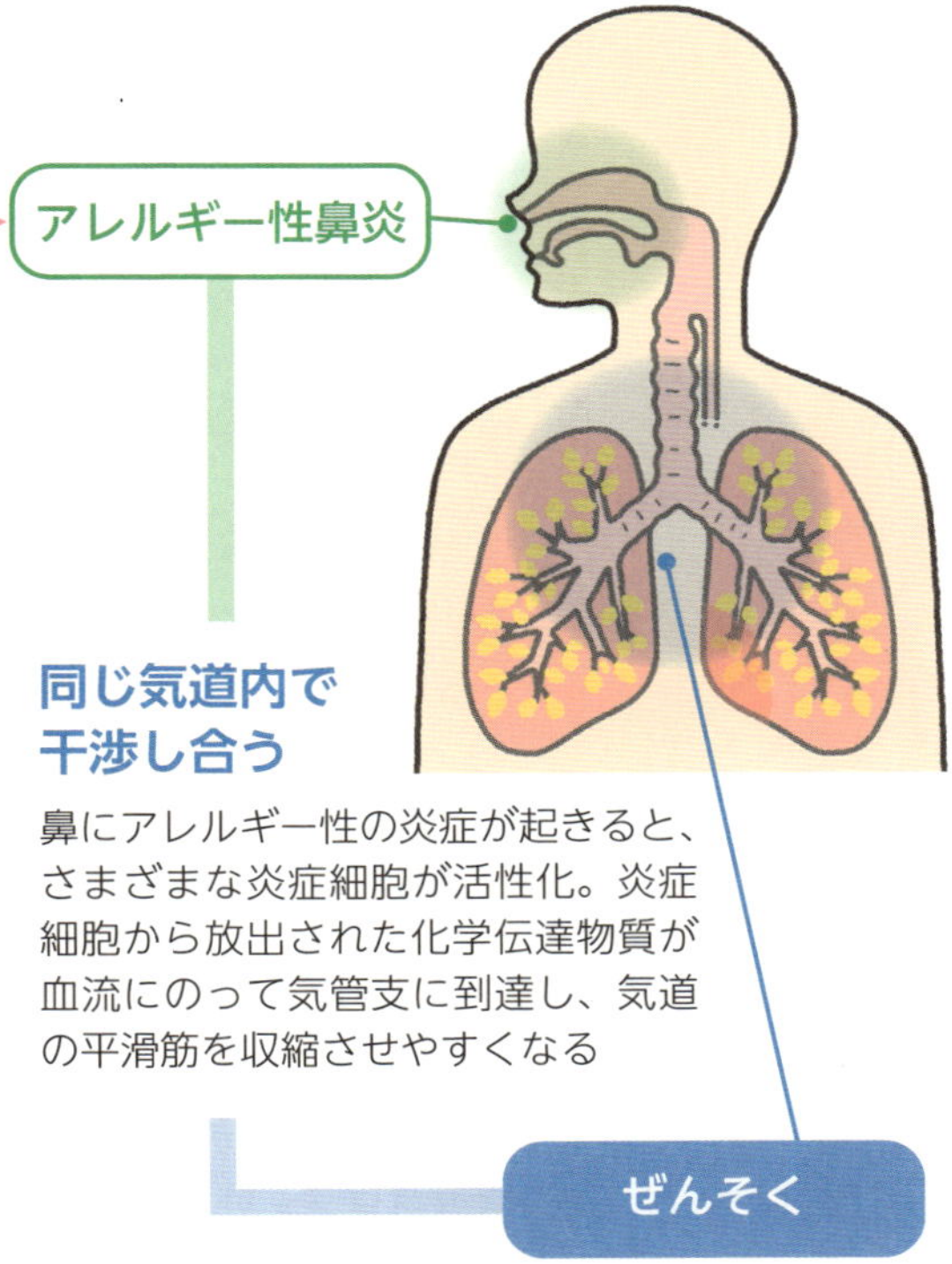
アレルギー性鼻炎
同じ気道内で干渉し合う
鼻にアレルギー性の炎症が起きると、さまざまな炎症細胞が活性化。炎症細胞から放出された化学伝達物質が血流にのって気管支に到達し、気道の平滑筋を収縮させやすくなる
ぜんそく

花粉症がある場合はシーズン前から備えを

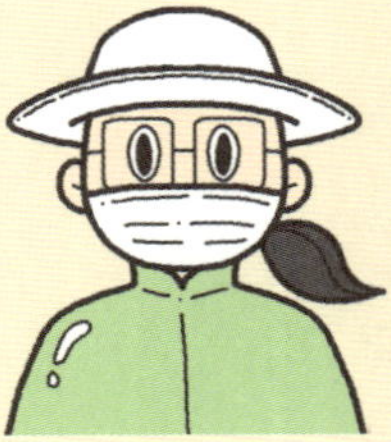

花粉がアレルゲンになっている人は、花粉が飛散するシーズンの1ヵ月ほど前から抗アレルギー薬を服用しておくと、鼻炎症状が抑えられ、ひいてはぜんそくの悪化も防ぎやすくなります。花粉シーズンには、布団や洗濯物を外に出さない、マスクやゴーグルで防御するなどの対策を講じるとよいでしょう。

過剰な好酸球がまねく病気

合併しやすい好酸球性の副鼻腔炎

頭蓋骨の鼻のまわりにはいくつもの空洞があり、まとめて副鼻腔といいます。副鼻腔は粘膜に覆われており、細い管を通して鼻腔とつながっています。その副鼻腔に炎症が起こり、膿や分泌物がたまる病気が副鼻腔炎で、俗に蓄膿症とも呼ばれます。

副鼻腔炎では、ねばりのある鼻水が増えたり、鼻づまりが起きたり、炎症の起きている場所によってはおでこや目のまわりに痛みが生じたりします。鼻水がのどの奥に流れ出し（後鼻漏《こうびろう》）、慢性の咳やぜんそくの悪化につながることもあります。鼻づまりで口呼吸が続き、気道が乾燥して刺激に弱くなり、ぜんそく症状が出やすくなることもあります。

風邪をひいたときなどに起こりやすい急性副鼻腔炎は、抗菌薬による治療で治りやすいのですが、ときに慢性化することもあります。12週間以上、症状が続く場合には慢性副鼻腔炎とされます。

慢性副鼻腔炎のなかでも、ぜんそくと合併しやすいのが好酸球性副鼻腔炎です。ぜんそくでは、白血球の一種である好酸球の増加がみられます（→P50）。好酸球性副鼻腔炎では、この好酸球が副鼻腔の粘膜に集まり、炎症を起こします。副鼻腔のなかでもとくに両目の間にある篩骨洞《しこつどう》に起こりやすく、嗅覚障害、鼻茸（鼻ポリープ）を伴うことが多いのが特徴です。「匂いがわからない」という、ぜんそくの症状とは無関係なようにみえる症状が、じつはぜんそくの難治化に影響しているかもしれません。気になる場合は医師に相談してみてください。

場合によっては生物学的製剤を使用し、ぜんそくも好酸球性副鼻腔炎も改善させたほうがよいこともあります。

副鼻腔炎のいろいろ

副鼻腔炎にはさまざまなタイプがありますが、ぜんそくに伴いやすいのは好酸球性副鼻腔炎です。

副鼻腔の構造

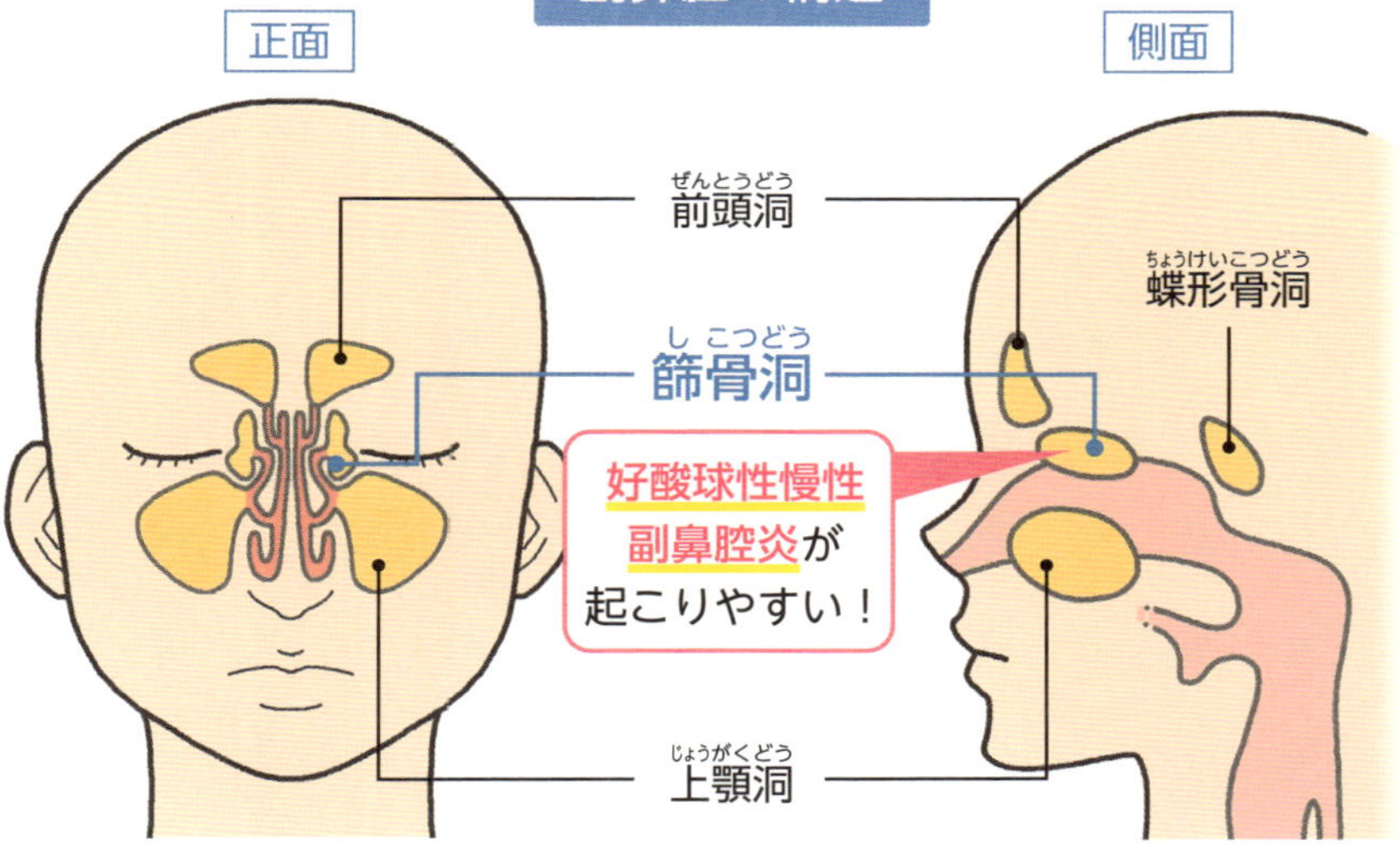

好酸球性副鼻腔炎の特徴

- ぜんそくに伴いやすい
- 篩骨洞に起こりやすい
- 匂いがわからなくなる
- 鼻茸が多発している

好酸球性副鼻腔炎とわかったら……

好酸球性副鼻腔炎がある人は、アスピリンなどNSAIDs（非ステロイド性消炎鎮痛薬）でぜんそくが誘発される人も少なくありません。解熱鎮痛薬は安易に使用せず、必ず医師や薬剤師に確認してから使うようにします。好酸球性副鼻腔炎の場合、抗菌薬での改善は見込めず、鼻茸をとる手術を受けても、すぐにまた再発します。ステロイド薬の内服は有効ですが、長期的な使用は副作用の心配もあります（→P96）。生物学的製剤の使用も検討します。

好酸球性中耳炎

ぜんそくや好酸球性副鼻腔炎に合併することがある病気のひとつに、好酸球性中耳炎があります。耳の中の中耳といわれる部分にネバネバとしたニカワ状の液体がたまるタイプの中耳炎で、多くは中年期以降に発症します。

中耳にたまったネバネバには、好酸球がつくりだすタンパク質が多くみられます。「耳が詰まった感じがする」「ぜんそくが悪化すると耳が聞こえにくくなる」などといった気になる点があれば、ぜんそくの主治医に相談するなり、耳鼻科を受診するなり、早めに医療機関に行きましょう。放っておくと聴力のいちじるしい低下につながることもあります。

一般的な中耳炎は抗菌剤を使って治療していきますが、好酸球性中耳炎は抗菌剤では治せません。ステロイド薬の内服や、中耳にたまった液体を除去する処置をしたうえで患部にステロイド薬を入れるなどといった対応がとられます。生物学的製剤の使用も有効です。

血管炎が生じることも

増えすぎた好酸球は組織を傷つけ、炎症を引き起こします。まれな例ですが、大人の難治性ぜんそくで好酸球が増えている場合、肺炎や全身性の血管炎が生じるおそれもあります。

好酸球による血管炎は好酸球性多発血管炎性肉芽腫といいます。微小血管にたくさんの好酸球が入り込み、血管の壁に炎症が生じます。手足のしびれ、筋力低下、筋肉痛、発熱、体重減少に加え、半数以上に紫斑《しはん》がみられます。ときに心臓や消化器にも障害が及び、命にかかわることもある危険な病気です。

好酸球性の副鼻腔炎、中耳炎がある人は要注意。好酸球性の血管炎とわかったら、すぐに治療を始めます。全身性のステロイド薬、免疫抑制剤のほか、生物学的製剤も有効な治療手段となります。

過剰な好酸球がもたらすかもしれないこと

過剰な好酸球がもたらす症状はいろいろです。気になる症状があれば、必ず医師に伝えましょう。

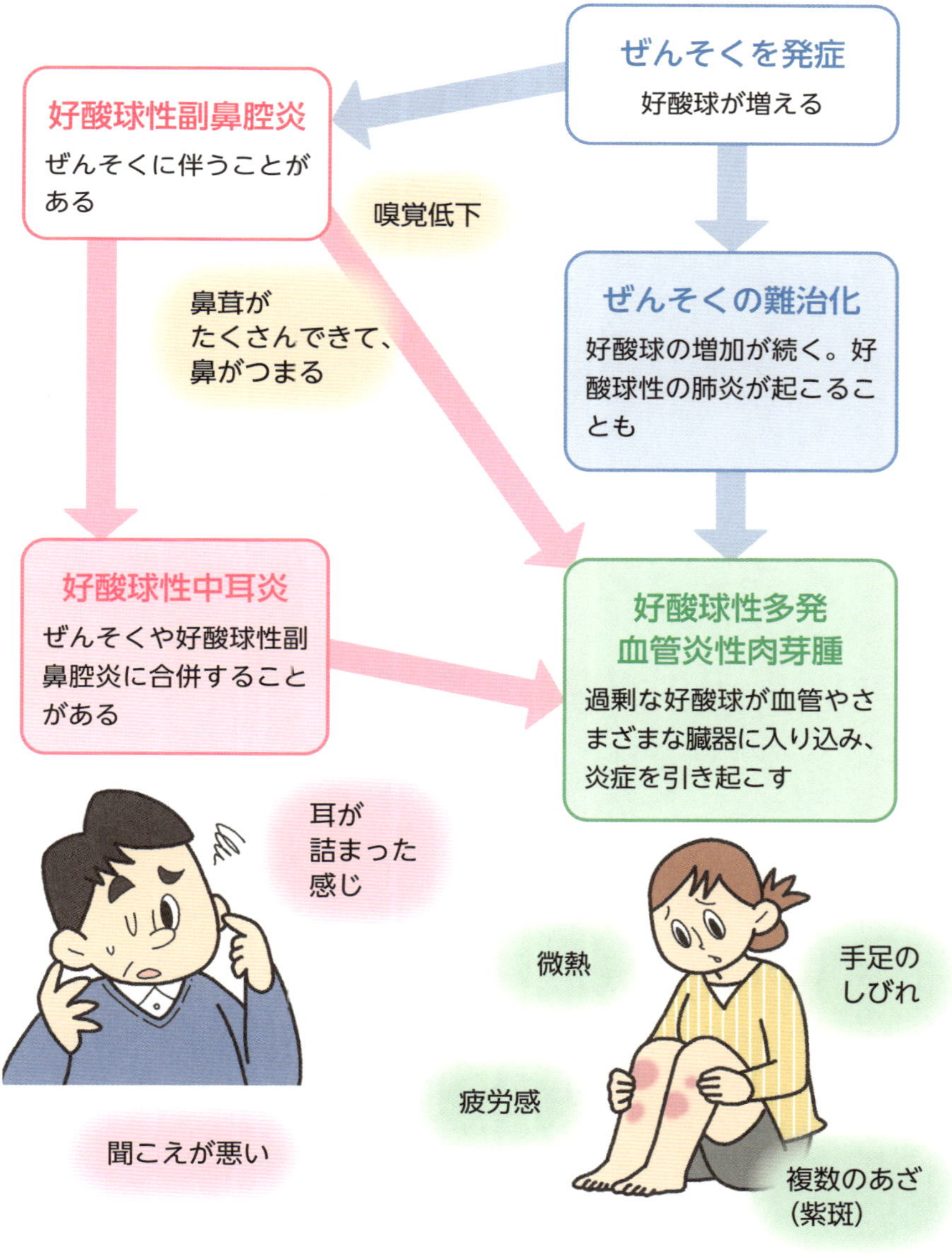
ぜんそくを発症
好酸球が増える
好酸球性副鼻腔炎
ぜんそくに伴うことがある
嗅覚低下
鼻茸がたくさんできて、鼻がつまる
ぜんそくの難治化
好酸球の増加が続く。好酸球性の肺炎が起こることも
好酸球性中耳炎
ぜんそくや好酸球性副鼻腔炎に合併することがある
好酸球性多発血管炎性肉芽腫
過剰な好酸球が血管やさまざまな臓器に入り込み、炎症を引き起こす
耳が詰まった感じ
聞こえが悪い
微熱
手足のしびれ
疲労感
複数のあざ（紫斑）

肥満はぜんそくを悪化させる

発症にも悪化にも関係する

肥満はぜんそくの発症にも、症状の悪化や難治化にもかかわる要因のひとつです。

肥満度が高くなるほどリスクは高くなります。BMI30以上では、ぜんそくにかかるリスクは標準体重の場合の3倍以上ともいわれます。

体内にたまった脂肪で横隔膜が押し上げられ、肺が圧迫されて縮んだ状態になったり、気管支も広りにくくなったりすること、脂肪細胞がつくりだす物質の影響など、さまざまな要因が複雑にからみあい、ぜんそくの悪化につながりやすいとされています。

肥満の患者さんは、吸入ステロイド薬の治療効果が出にくく、難治化することが多いともいわれます。肥満でも治療効果が妨げられにくいとされるロイコトリエン受容体拮抗薬なども用いながら、症状のコントロールをはかっていくことになるでしょう。ただし、なによりも重要なのは肥満の解消です。今よりも食事からとるエネルギー量を減らす、今よりも動いて消費するエネルギー量を増やすことを続けていれば、体重は減っていきます。文字にすれば簡単なことですが、実際に減量し、標準体重を維持するのは簡単にできることではありません。それでも、現状の5～10％の減量で、ぜんそくの症状はぐっとコントロールしやすくなり、呼吸機能などが改善することがわかっています。まずはマイナス5％程度であれば現実的な目標となりうるでしょう。食事の見直しだけでなく、運動を取り入れながらのダイエットは、ぜんそくの改善により効果的です。

肥満があると胃食道逆流症（→P154）や睡眠時無呼吸症候群（→P146）など、ぜんそく症状の悪化をまねきかねない病気も起こりやすくなります。

BMIを確かめる

BMIは、身長と体重から計算する肥満度の指標です。現在のBMIと、目標にしたい標準体重を割り出してみましょう。

現在のBMI

日本肥満学会の基準によれば、BMI25以上を肥満としている

体重 ＿＿＿＿＿ (kg)
÷ 身長 ＿＿＿＿＿ (m)
÷ 身長 ＿＿＿＿＿ (m)

標準体重

BMI=22になる体重が標準体重（適正体重）とされる

身長 ＿＿＿＿＿ (m)
× 身長 ＿＿＿＿＿ (m)
× 22

健康的な体重を目指し、維持する

食事の内容・量を見直す

食事の時間を決め、食べすぎを控える。脂っこい食品など肥満につながるものは控える

日常的な運動量を増やす

できるだけ体を動かすようにする

やせていれば問題ない？

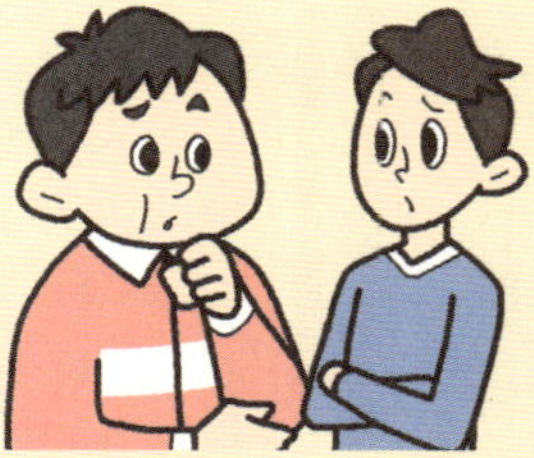

やせていることと、ぜんそくの発症・悪化との関連は認められていません。一方で、やせすぎは体力の低下につながります。とくに、高齢の患者さんがやせすぎると全身の状態悪化につながる心配もあります。筋力まで低下しないように、運動をしながら健康的な体重を維持していくことが大切です。

睡眠時無呼吸症候群にも要注意

肥満で起こりやすくなる病気のひとつである睡眠時無呼吸症候群は、睡眠中に舌やのどの筋肉が弛緩して垂れ下がり、気道が一時的にふさがれることで生じる場合が多く、正式には閉塞性睡眠時無呼吸症候群といいます。睡眠中、いびきが続いたかと思うと急に息が止まり、数十秒たつとまたいびきが始まるといったことをくり返している人は、睡眠時無呼吸症候群の疑いがあります。

肥満がなければならないというわけではありませんが、肥満があるとより起こりやすくなります。本人はいびきに気づかないこともありますが、息苦しさで眠りが浅く、日中の眠気や倦怠感につながったり、夜間に何度もトイレに起きたりもします。

ぜんそくの患者さんに睡眠時無呼吸症候群がみられることは珍しくありません。とくにぜんそくが重症であるほど、合併が多いとも報告されています。睡眠中、気道がふさがれることでとぎれとぎれに生じる酸素不足の状態は、身体的なストレスを高めます。気道収縮が起こりやすくなり、それが息苦しさを高めるとも考えられています。

また、睡眠時無呼吸症候群は全身に炎症性の変化をもたらすとも指摘されています。放置しておけばぜんそくの悪化をまねくばかりか、さまざまな病気につながりかねないため、治療が必要です。

治療法の中心は経鼻的持続陽圧呼吸療法（CPAP《シーパップ》療法）です。CPAPはあらかじめ設定した圧力で空気を送り込む機械で、睡眠中にこれを装着することで酸素不足を解消します。健康保険の適用もある治療法です。

気道内の乾燥がぜんそくの悪化につながるおそれもあるため、加湿器の併用が必要です。正しく使用すれば、ぜんそく発作を起こす回数が減ったり、ピークフロー値が改善したりすると報告されています。

睡眠時無呼吸症候群への対応

睡眠時無呼吸症候群は太っていない人にみられることもありますが、肥満があるとより起こりやすくなります。

閉塞性睡眠時無呼吸症候群

仰向けで寝ていると舌やのどの筋肉が垂れ下がり、気道が一時的にふさがれ、呼吸が止まる

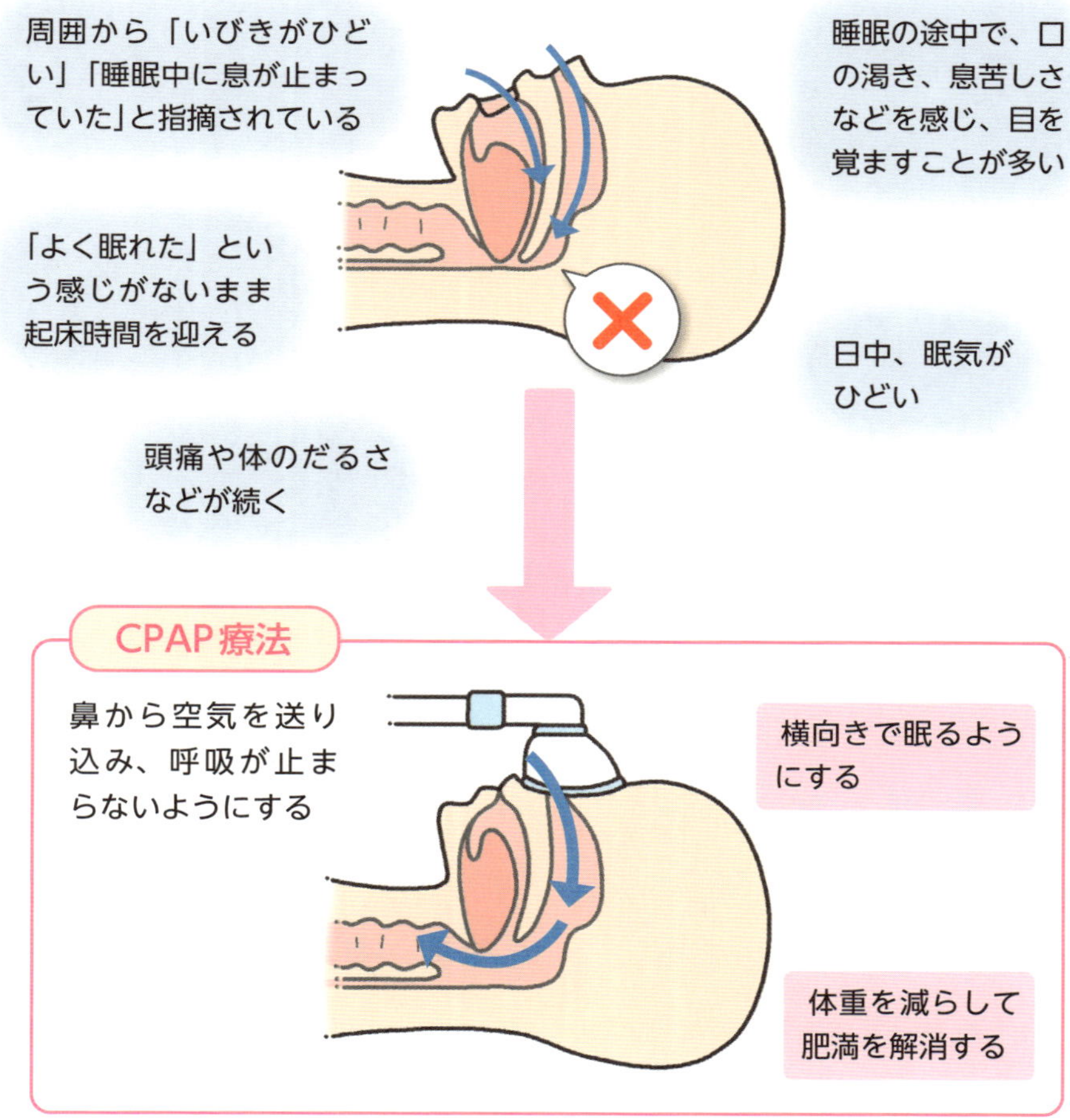
周囲から「いびきがひどい」「睡眠中に息が止まっていた」と指摘されている
睡眠の途中で、口の渇き、息苦しさなどを感じ、目を覚ますことが多い
「よく眠れた」という感じがないまま起床時間を迎える
日中、眠気がひどい
頭痛や体のだるさなどが続く
CPAP療法
鼻から空気を送り込み、呼吸が止まらないようにする
横向きで眠るようにする
体重を減らして肥満を解消する

COPDは高齢者に多い併存症

喫煙の習慣で肺が壊れる

COPDは慢性閉塞性肺疾患ともいわれています。肺気腫、慢性気管支炎という病名のほうが馴染み深いという人もいるかもしれません。これらの疾患の総称がCOPDです。ぜんそくとは異なる病気ですが、咳や痰が出る、息苦しさなど、ぜんそくと症状が似ています。ぜんそくと合併し、重症化の要因になっていることもあります。

COPDは、俗に「タバコ病」とも呼ばれます。その名のとおり喫煙が発症の最大のリスク要因であり、90%以上は喫煙が原因といわれています。

COPDは全身病

COPDはぜんそくを悪化させるばかりか、さまざまな病気をまねくもとにもなります。COPDの患者さんは、COPDがない人の5~10倍も肺がんにかかりやすいといわれています。また、動脈硬化も起こりやすくなります。COPDが進行するにつれ、心筋梗塞発症のリスクが高まります。COPDがあると、炎症を引き起こす各種のサイトカインなどが血液中に増え、それがほかの臓器にも悪影響を与えるのではないかと考えられています。

骨粗しょう症になりやすいのも問題です。骨粗しょう症は高齢女性でよくみられますが、COPDがあると男性でも骨粗しょう症になりやすいのです。喫煙そのものがカルシウムの吸収を妨げるうえ、少し動いただけでも息切れするため運動不足に陥りやすい、食事をするのも息苦しく、十分に食べられずに栄養不足に陥りやすいことも、骨量の低下に拍車をかけます。筋力も低下し、フレイルといわれる心身の衰弱が進んだ状態になる人が目立ちます。

COPDは全身病

喫煙習慣のあるぜんそく患者さんは、COPDを併発していることがあります。COPDはぜんそくの悪化をまねくだけでなく、全身の状態を悪化させます。

COPDは「タバコ病」
長期にわたり喫煙を
続けていくと……
正常な肺胞
COPDを発症
細気管支の先端にある肺胞の壁が壊れて
ボロボロに。酸素をうまく取り込めず、
肺の空気を吐き出すことも難しくなる
さらに……

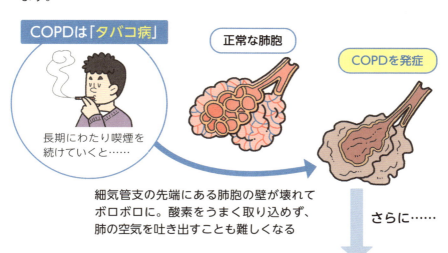

全身の組織に悪影響が現れる

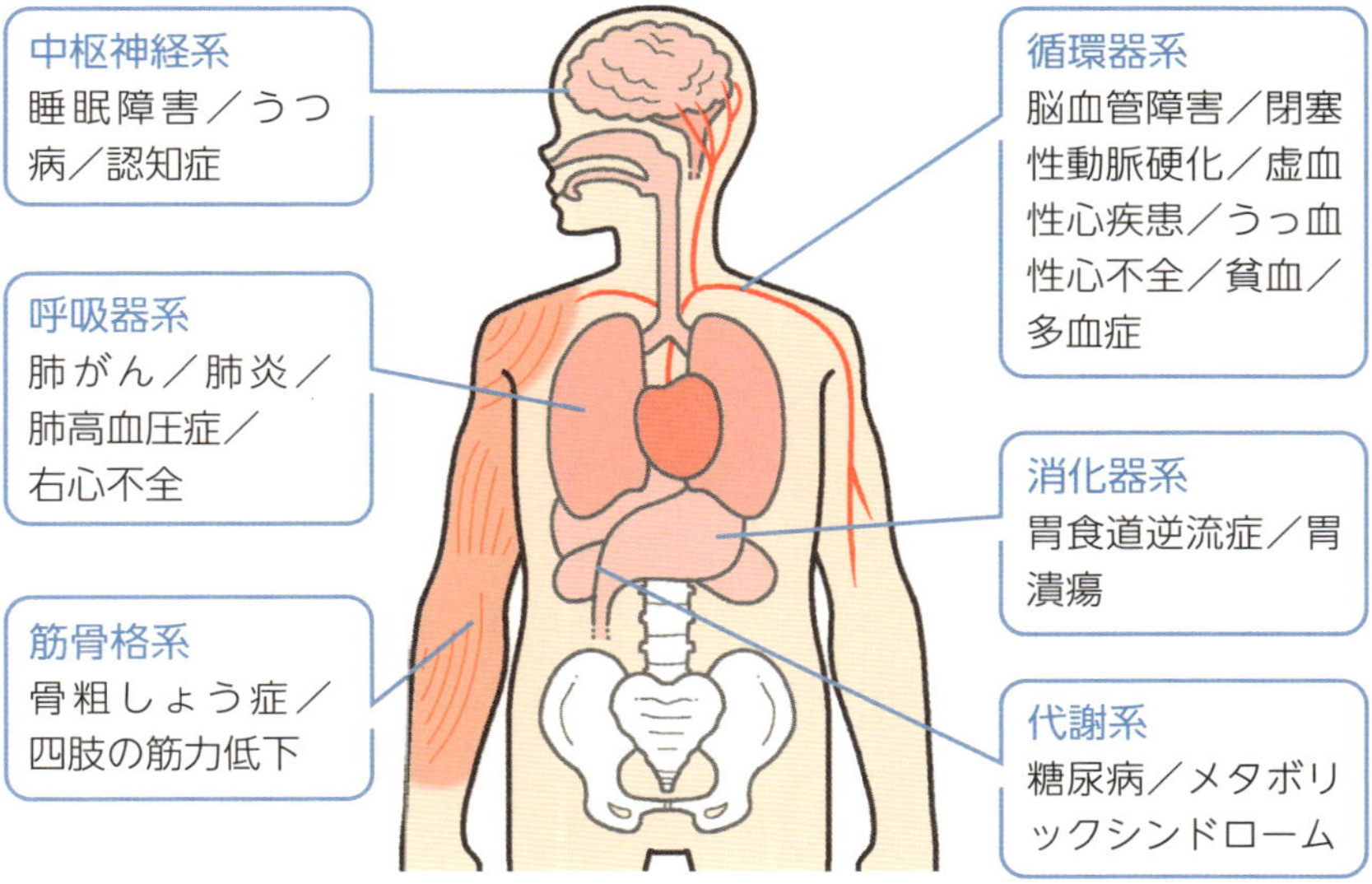
中枢神経系
睡眠障害／うつ病／認知症
呼吸器系
肺がん／肺炎／肺高血圧症／右心不全
筋骨格系
骨粗しょう症／四肢の筋力低下
循環器系
脳血管障害／閉塞性動脈硬化／虚血性心疾患／うっ血性心不全／貧血／多血症
消化器系
胃食道逆流症／胃潰瘍
代謝系
糖尿病／メタボリックシンドローム

合併していると重症化しやすい

ぜんそく死の9割以上を高齢者が占めていることは1章でお話ししたとおりですが、その理由のひとつにCOPDの合併があると考えられます。

COPDは、高齢になるほど有病率が高くなります。喫煙率は年々減少していますが、すでに高齢の方は喫煙歴のある人が多く、かつ長期間、吸い続けてきた人も多いためと考えられます。また、女性はとくに重症化しやすいといわれています。

喫煙歴が長いほど、また1日の喫煙本数が多いほど、発症リスクは高まります。長期にわたる喫煙習慣が発症の原因であるという意味では「肺の生活習慣病」という側面もあります。

ぜんそく患者さんのうち、COPDを合併している人の割合は1~2割とされますが、高齢者ほどその割合は高くなります。両者を合併している状態を「オーバーラップ症候群」といいます。両者が重なるとどちらの病気も悪化しやすく、いっそう呼吸機能が低下していきます。

まずは禁煙。症状に合わせて治療

COPDへの対応は、禁煙がもっとも重要かつ効果的です。喫煙習慣がある人は今すぐ禁煙の取り組みを始めましょう。禁煙するだけで肺機能の低下は防げます。そのうえで薬物療法や呼吸リハビリテーションなどをおこなっていきます。

ぜんそくとCOPDが合併している場合、吸入ステロイド薬の単剤が効きにくいことが多いため、長時間作用性β_2刺激薬との配合剤が用いられます。抗コリン薬やテオフィリン徐放製剤、ロイコトリエン受容体拮抗薬などを用いることもあります。

呼吸リハビリテーションの内容は多岐にわたりますが、とくに重要なのは運動療法です。息苦しいから運動しないとフレイルが進みます。生活の質を高めるためにも禁煙と運動を続けていきましょう。

禁煙とリハビリを

ぜんそくとCOPDが合併すると、どちらも重症化しやすくなります。禁煙とリハビリで対応していきます。

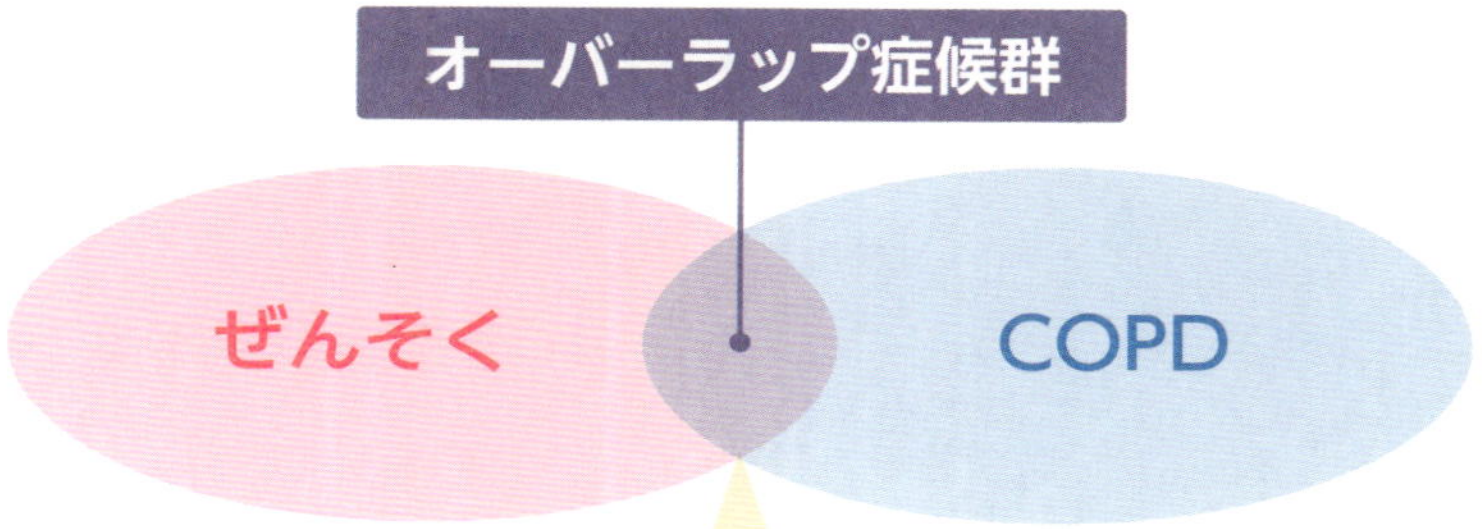

呼吸リハビリテーション

禁煙！

食事、排泄、入浴、睡眠など日常生活を整えることも重要

薬物療法

処方された薬は正しく使う

栄養指導

健康的な体重を目指す

呼吸訓練

医療機関で指導を受ける

在宅酸素療法

酸素吸入装置を使って酸素を吸入

運動療法

ウォーキング、ストレッチなど、日常生活のなかで動くように心がける

社交活動

積極的に外に出て、生活を楽しむ

ぜんそくの悪化か？ 併存症の症状か？

ぜんそくと似ている心不全の症状

心臓の働きが低下した状態を心不全といいます。とくにぜんそくと心不全は併存することがあります。とくに高齢のぜんそく患者さんの場合、15％近くに心不全の併存がみられるとの報告もあります。

心不全の原因はさまざまですが、心臓の左側、血液を全身に送り出すところの働きが悪くなると息苦しさが出やすく、咳や痰、喘鳴などといった症状が生じます。横になると息苦しさが増すので寝ていられず、体を起こすようになることもあります（起坐《きざ》呼吸）。

心不全とぜんそくはまったく違う病気ですが、症状そのものはよく似ています。ぜんそくの患者さんにみられる症状のすべてを「ぜんそくの悪化」で片づけないことが大切です。

ぜんそくも心不全もある場合、それぞれの治療法がそれぞれの状態を悪化させるおそれも出てきます。

心不全の治療には、しばしばβ遮断薬という交感神経の働きの一部を抑える作用のある薬が使われます。一方、ぜんそくの治療で気管支拡張薬として使用されるのは主にβ_2刺激薬で、この薬には交感神経の働きの一部を強める作用があります。心不全の治療薬でぜんそくの症状が悪化する、ぜんそく治療薬が心不全の発症や悪化につながるおそれもないとはいえません。

どのような薬を使っていくかは、ぜんそくの状態、心臓の状態によっても変わってきます。吸入ステロイド薬と長時間作用性抗コリン薬を併用するなど、ぜんそく症状を安定化させることで、心不全の治療がおこないやすくなる場合もあります。

「心不全」の症状にも注意

心不全の症状は「心臓ぜんそく」といわれることもありますが、ぜんそくとはまったく異なる病気です。心不全とともにぜんそくが疑われる場合には、どちらにも慎重に対応していく必要があります。

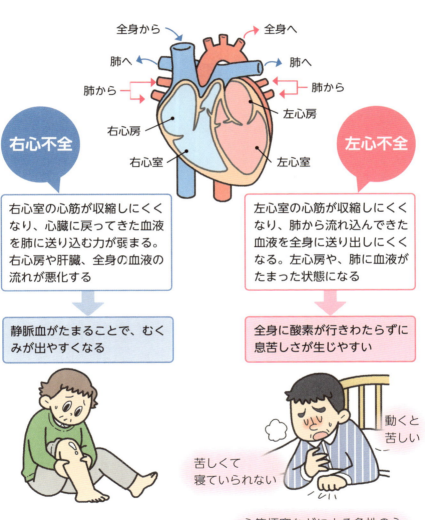

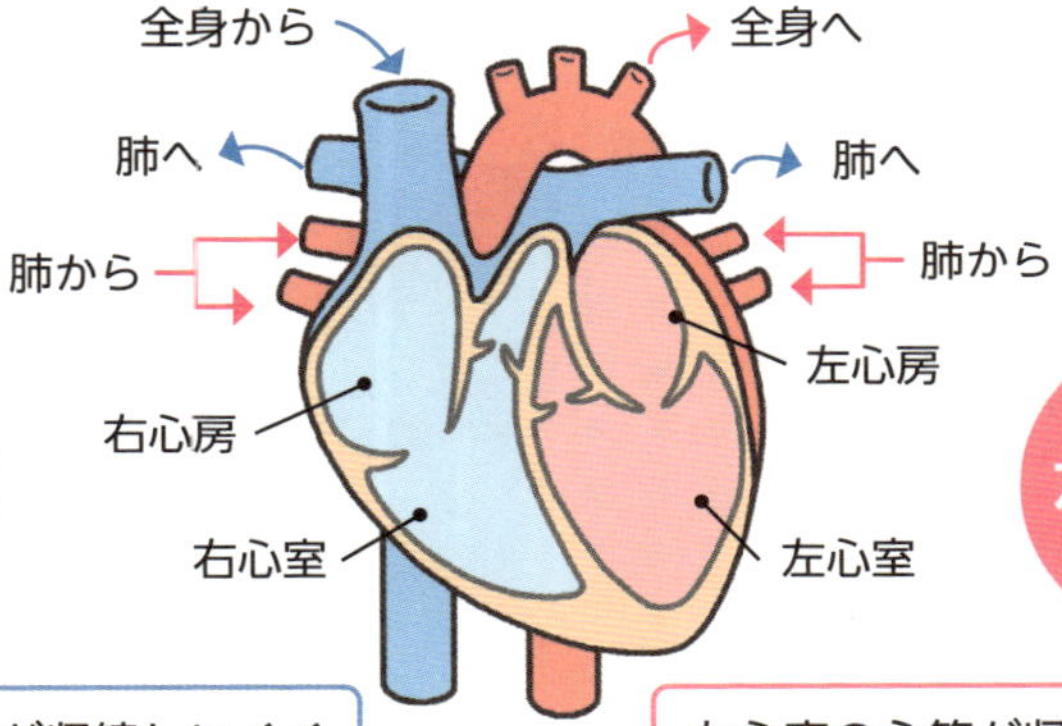

右心不全

右心室の心筋が収縮しにくくなり、心臓に戻ってきた血液を肺に送り込む力が弱まる。右心房や肝臓、全身の血液の流れが悪化する

↓

静脈血がたまることで、むくみが出やすくなる

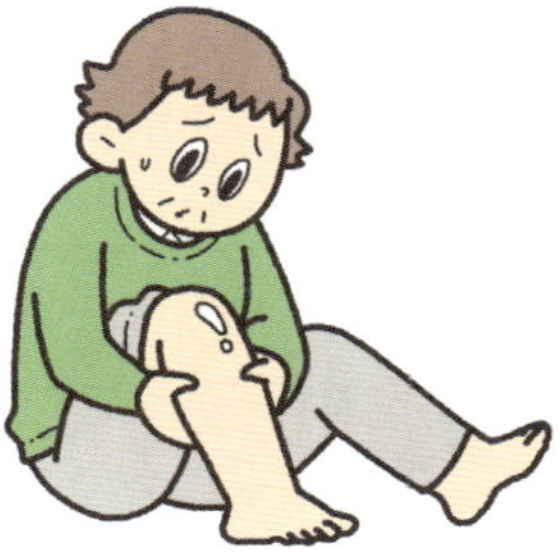

左心不全

左心室の心筋が収縮しにくくなり、肺から流れ込んできた血液を全身に送り出しにくくなる。左心房や、肺に血液がたまった状態になる

↓

全身に酸素が行きわたらずに息苦しさが生じやすい

心筋梗塞などによる急性の心不全は、左心不全から始まることが多いとされる

胃食道逆流症の影響

胃から酸っぱい液が上がってきて、咳き込むことはないでしょうか？　胃酸や胃内容物が食道へ逆流し、食道粘膜が傷ついたり、誤嚥性《ごえんせい》肺炎が起こりやすくなったりする病気を胃食道逆流症（GERD《ガード》）といいます。ぜんそくの有無にかかわらず多くの人にみられる病気ですが、ぜんそくがあるとより起こりやすく、また逆流がある人のほうがぜんそくの有病率が高いとも報告されています。

胃液が逆流し、気道を刺激すると咳が出やすくなります。激しい咳が続くと、逆流が起こりやすくなります。ぜんそくの治療に用いる薬が、逆流を起こしやすくすることもあります。逆流による症状を「ぜんそくの悪化」ととらえていると、事態は悪化していくおそれがあります。

胃食道逆流症があるとわかれば、胃酸の分泌を抑えるプロトンポンプ阻害薬（PPI）などを使い、治療していきます。

併存する病気のいろいろ

まれではありますが、気道内の腫瘍や、気管支や肺に起こっている慢性的な感染症による症状が、ぜんそくの症状と間違われていたり、実際にぜんそくがある場合には、ぜんそくの治りにくさをまねくもとになっていたりすることがあります。

風邪やインフルエンザなど、急性の気道感染がぜんそく症状の悪化をまねくことはよく知られています。「かかった」ことも明らかにわかります。一方、細菌や真菌（カビ）による慢性的な感染症は、かかっているかどうかわからないまま、「ぜんそくが治らない」と思われていることもあります。

慢性的な呼吸器の感染症といえば、結核が有名ですが、結核菌以外のさまざまな原因菌で生じる病気もあります。症状のコントロールが難しい場合には、呼吸器専門医の診療を受けておきましょう。

まだまだある注意したい病気

ぜんそくも別の病気もある場合、ぜんそくの治療だけでなく、別の病気にも対応していく必要があります。

胃食道逆流症

ぜんそくに伴いやすく、ぜんそく症状の悪化をまねきやすい

就寝前3時間以内の食事は避ける

過食や高脂肪食の回避、体重減少

プロトンポンプ阻害薬(PPI)の服用

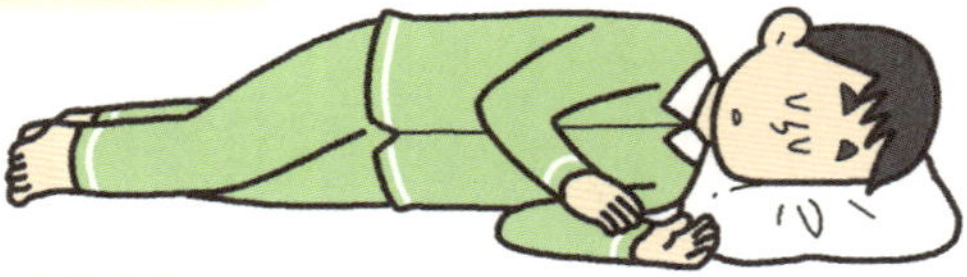

逆流防止のため、横向きに寝るようにする

呼吸器感染症

難治性ぜんそくのかげに慢性の感染症が隠れていることも

- 気管支結核
  結核菌が気管支に感染することも
- 非結核性抗酸菌症(肺MAC症)
  結核菌以外の抗酸菌による感染症

急性の呼吸器感染症(かぜ、インフルエンザなど)も、くり返せばぜんそくの重症化のもとになる

その他

まれだが、ぜんそくと間違われていることもある

- アレルギー性気管支肺真菌症
  カビ(真菌)に対するアレルギー反応がまねく病気。とくに多いのはアスペルギルスという種類の菌
- 気道内腫瘍・異物
  腫瘍のほか、誤嚥で異物が入り込むたびに咳が激しくなることも
- 閉塞性細気管支炎
  原因ははっきりしないことも
- 気管・気管支軟化症
  気管や気管支がつぶれ、狭まりやすい

心の病気とぜんそく

心の病気をともなうリスクが高い

不安や過度の緊張、ストレスなどが強いとき、息苦しさを感じるのはしばしばみられることです。心理的な要因で起こる息苦しさと、ぜんそくの発作時に起こる息苦しさは区別しにくいこともあります。

ストレスや心理的な要因などの影響で、呼吸時には開いているはずの声帯が閉じてしまい、息苦しさや喘鳴が生じることがあります。こうした声帯機能障害の約3割はぜんそくと診断されているといわれます。息を吐き出しにくくなるぜんそくと違い、声帯機能障害ではうまく吸えなくなることが多いのですが、吐き出しづらさがみられることもあり、区別が難しいのです。ぜんそくと声帯機能障害が合併していることもあります。声帯機能障害による症状であれば、ぜんそくの治療だけでなく、心理的な要因を減らしていく必要があります。

また、ぜんそくの症状が出始めると、「息ができない！」という恐怖感から過呼吸になることがあります。呼吸が浅く速くなり、呼吸数が増えすぎると血中の酸素と二酸化炭素のバランスが崩れ、動悸、胸痛、手足のしびれなどさまざまな症状が生じます。これを過換気症候群といいます。さらに気道の収縮が起こりやすくなり、症状の悪化につながりやすくなります。ぜんそく症状が出始めたときもあせらず、落ち着いて対処していくことが大切です。

難治性ぜんそくでは、うつ病や不安症、パニック症、特定の恐怖症などの精神疾患が併存するリスクが高いことが知られています。うつ病では気管支拡張薬の効きが悪いこと、薬をきちんと使えなくなることなどが、ぜんそく症状を悪化させます。ぜんそくの安定化には、心の問題への対応が不可欠です。

心の問題にも対処していく

不安や緊張感が強いとき、息苦しさを覚えるのはよくあること。呼吸症状を強めるおそれがあります。

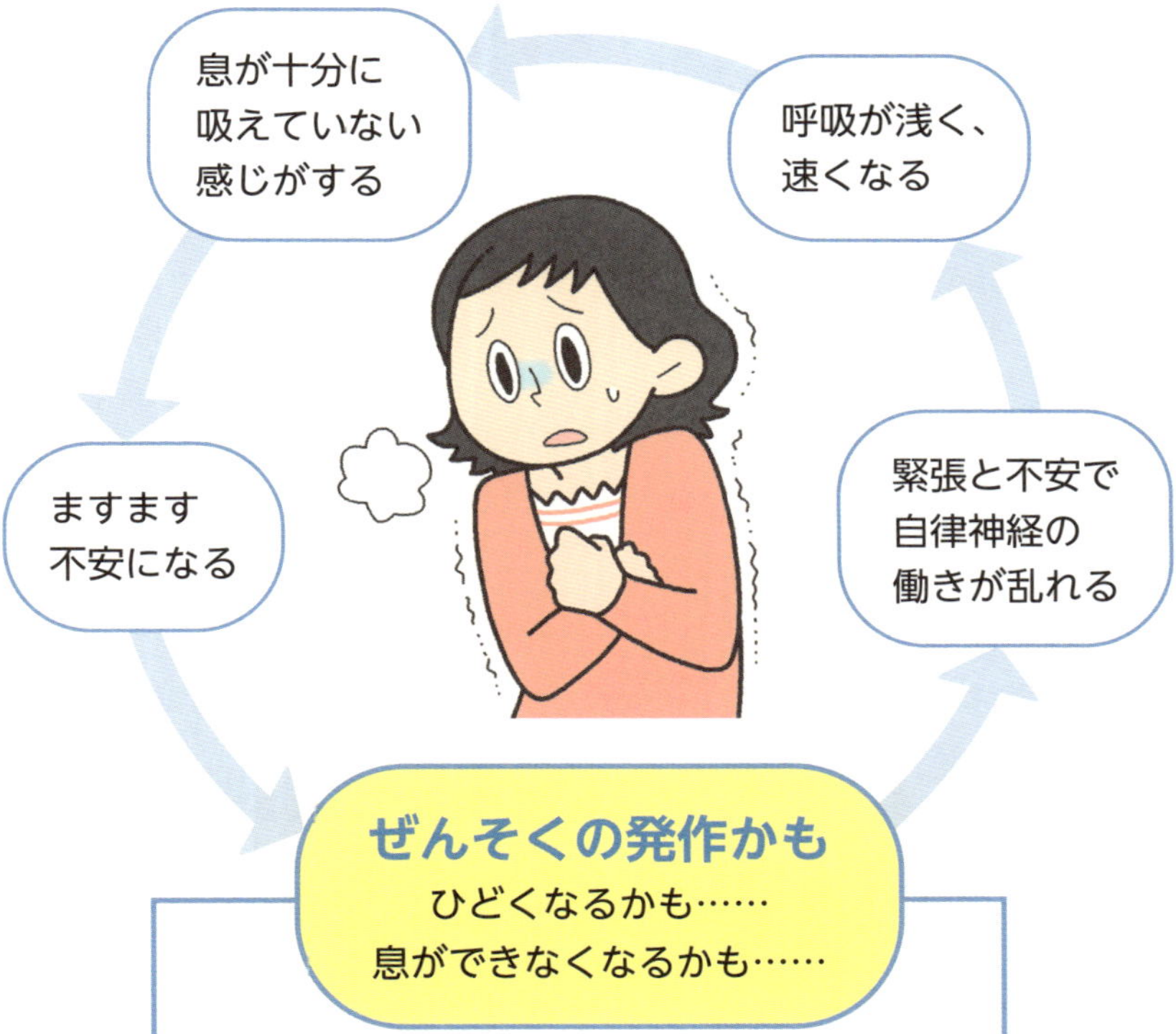
息が十分に
吸えていない
感じがする
呼吸が浅く、
速くなる
緊張と不安で
自律神経の
働きが乱れる
ますます
不安になる
ぜんそくの発作かも
ひどくなるかも……
息ができなくなるかも……

心の安定をはかる

認知行動療法など、各種の心理療法を試すのもよい

ぜんそくの治療

ぜんそくの状態が改善されれば、病状への不安感は減る

認知行動療法

自分の思考パターンに気づき、別の角度からものごとをみられるようにする。不安症、パニック症をともなうぜんそく患者さんの症状コントロールに有効とされる

Column

ぜんそくは、本当に「治らない」のか？

長期管理薬により症状がコントロールされていて、発作を起こすことがなくなったとしても、薬物療法は生涯にわたり続けるのがぜんそく治療の基本です。

しかし、気道の状態などによっては、治療をやめても症状の悪化がみられない場合もあると考えられます。

吸入薬だけで症状が良好にコントロールされており、呼吸機能もある程度以上、安定して保たれている状態を「臨床的寛解」と呼びます。治療のステップダウンをはかって様子をみたうえで、一度、長期管理薬の使用を中止してみてもよいでしょう。

長期管理薬を使わなくても、ぜんそくの症状が現れることなく、呼吸機能も安定的に保たれている状態が1年間続けば「無治療寛解」とされます。

無治療寛解が5年以上続けば、「治癒」、つまり「治った」といえます。呼吸機能が正常、とまではいかなくても一定以上安定的に保たれている状態を「臨床的治癒」といいます。呼吸機能が正常なレベルにまで回復し、気道過敏性もみられなくなれば「機能的治癒」つまり、完治したといってよいでしょう。

ここに至るまでには長い年月がかかります。

とくに注意しておきたいのは、「寛解」は「治癒」とは違うという点です。自覚される症状の悪化はなくても、定期的に呼吸機能を調べるなどして様子をみていくこと、悪化がみられれば治療を再開することが必要です。

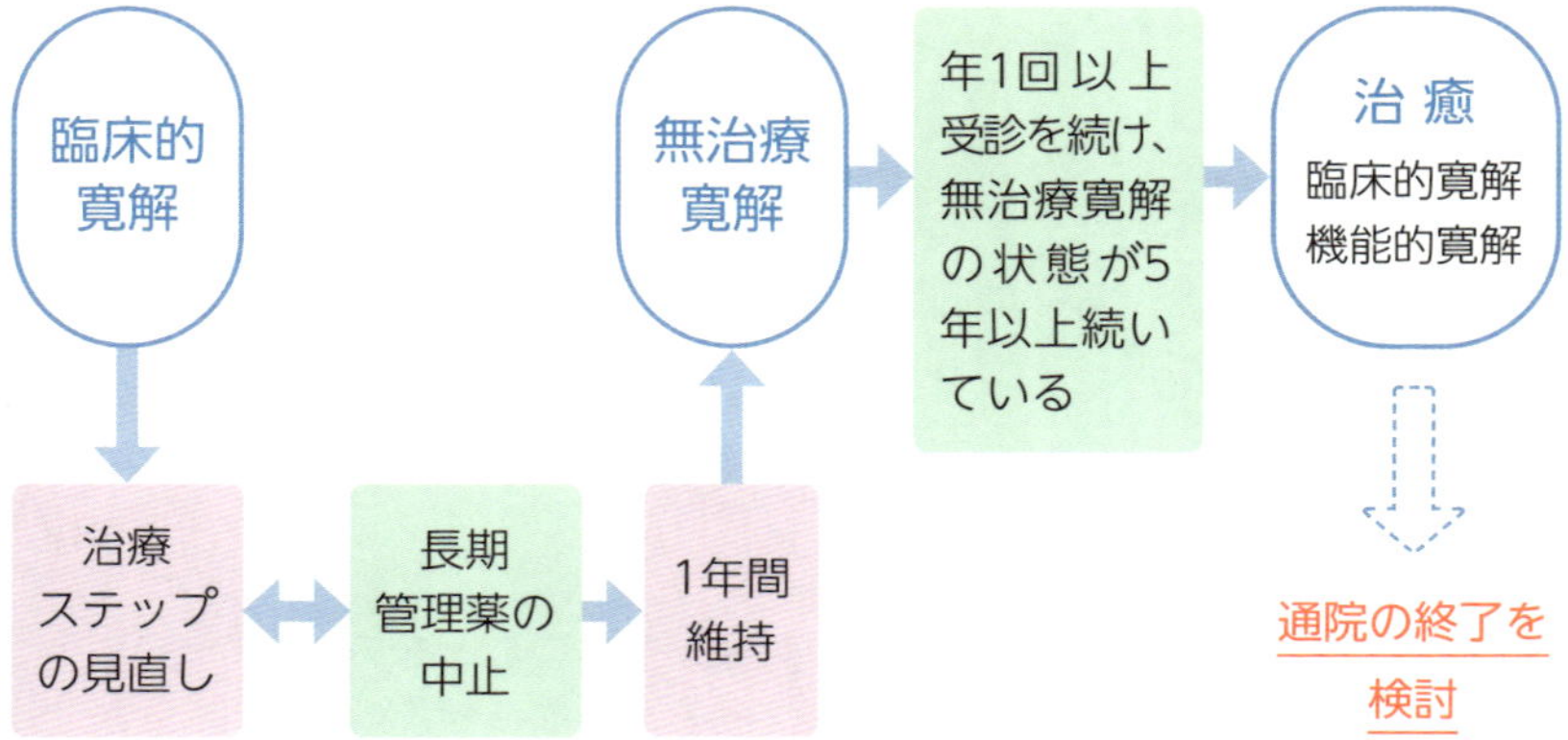

参考文献

『喘息予防・管理ガイドライン２０２４』
喘息予防・管理ガイドライン２０２４ＷＧ監修（協和企画）

『喘息診療実践ガイドライン　２０２４』
一般社団法人日本喘息学会喘息診療実践ガイドライン作成委員会作成（協和企画）

『難治性喘息　診断と治療の手引き第２版　２０２３』
難治性喘息診断と治療の手引き第２版作成委員会編集（メディカルレビュー社）

『ウルトラ図解　ぜんそく　咳ぜんそくから重症ぜんそく、ＣＯＰＤまで』足立満監修（法研）

監修

福永 興壱（ふくなが　こういち）

慶應義塾大学医学部内科学（呼吸器）教授。慶應義塾大学病院副病院長。
1994年慶應義塾大学医学部卒業、慶應義塾大学病院、東京大学大学院生化学分子細胞生物学講座、独立行政法人国立病院機構南横浜病院、ハーバード大学医学部Brigham Women's Hospital、埼玉社会保険病院（現埼玉メディカルセンター）等を経て現職。
日本内科学会 専門医・指導医・理事、日本アレルギー学会 専門医・指導医・理事、日本呼吸器学会 専門医・指導医・常務理事、日本感染症学会 ICD（インフェクション・コントロールドクター）。

やさしいカラー図解 **ぜんそく**

2025年1月23日　第1刷発行

監修者　福永 興壱
発行者　東島 俊一
発行所　株式会社 法研

〒104-8104　東京都中央区銀座1-10-1
http://www.sociohealth.co.jp

印刷・製本　研友社印刷株式会社　0101

SOCIO HEALTH

小社は㈱法研を核に「SOCIO HEALTH GROUP」を構成し、相互のネットワークにより"社会保障及び健康に関する情報の社会的価値創造"を事業領域としています。その一環としての小社の出版事業にご注目ください。

© Kouichi Fukunaga 2025 Printed in Japan
ISBN978-4-86756-097-6 C0377　定価はカバーに表示してあります。
乱丁本・落丁本は小社出版事業課あてにお送りください。
送料小社負担にてお取り替えいたします。

JCOPY 〈出版者著作権管理機構 委託出版物〉
本書の無断複製は著作権法上での例外を除き禁じられています。複製される場合は、そのつど事前に、出版者著作権管理機構（電話03-5244-5088、FAX 03-5244-5089、e-mail: info@jcopy.or.jp）の許諾を得てください。